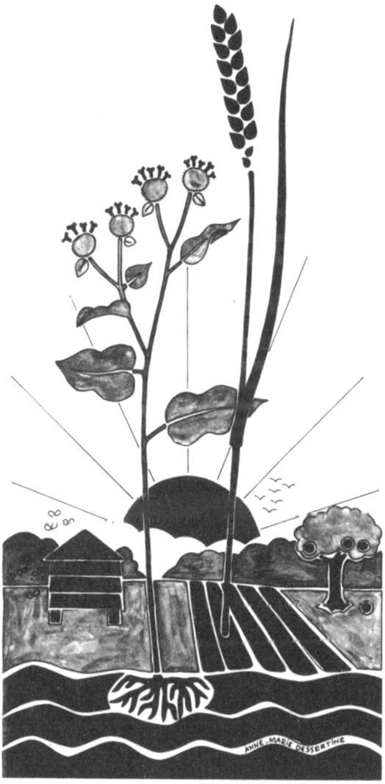
ANNE-MARIE DESSERTINE

DANS LA MÊME COLLECTION

Louis de Brouwer : **L'Art de rester jeune.**
Jean-Luc Darrigol : **Le Miel pour votre santé.**
Jean-Luc Darrigol : **Les Céréales pour votre santé.**
Jean-Luc Darrigol : **Traitements naturels de la constipation.**
Gérard Edde : **Manuel pratique de digitopuncture.**
Gérard Edde : **Les Couleurs pour votre santé.**
Georges Faure : **Les Métaux pour votre santé.**
Louis Faurobert : **Vos enfants en pleine forme !**
Pierre Fluchaire : **Bien dormir pour mieux vivre.**
Henri-Charles Geffroy : **L'Alimentation saine.**
Vincent Gerbe : **Votre potager biologique.**
Vincent Gerbe : **Initiation au végétarisme.**
Dr Jean Léger : **Hygiène et santé des dents.**
Dr René Lacroix : **Savoir respirer pour mieux vivre.**
Gilles Laissard : **L'Eau pour votre santé.**
Dr Francis Lizon : **L'Homéopathie pour le chien, le chat et le cheval.**
Thierry Loussouarn : **Initiation au Yoga.**
Dr J.-C. Marchina : **Santé et beauté de votre peau.**
Désiré Mérien : **Les Clefs de la nutrition.**
Dr André Passebecq : **L'Argile pour votre santé.**
Dr André Passebecq : **La Santé de vos yeux.**
Dr André Passebecq : **Traitements naturels des affections respiratoires.**
Dr André Passebecq : **Traitements naturels des affections circulatoires.**
Dr André Passebecq : **Rhumatismes et arthrites ; traitements naturels.**
Martine Rigaudier : **330 Recettes végétariennes.**
Dr J.-E. Ruffier : **Gymnastique quotidienne.**
Dr J.-E. Ruffier : **Traité pratique de massage.**
Alain Saury : **Manuel diététique des fruits et légumes.**
Alain Saury : **Des fleurs pour vous guérir.**
Alain Saury : **Les Huiles végétales d'alimentation.**
Alain Saury : **Les Algues, source de vie.**
Jean de Sillé : **Des plantes pour vous guérir.**
Jean de Sillé : **Des aromates pour vous guérir.**

les métaux pour votre santé

collection
santé naturelle

L'AUTEUR :

Né en 1944, Georges Faure a effectué des études techniques d'électricité, de mécanique et d'électronique. Puis il découvre la radiesthésie et les phénomènes vibratoires, et en vient alors tout naturellement à se passionner pour les travaux et expérimentations de Lakhovsky, Reich, Marcel Violet, Turenne, Leprince, Louis Kervran, Louis-Claude Vincent... relatifs aux phénomènes énergétiques, ioniques, vibratoires, à la bio-électronique médicale, à la dynamisation, etc. Une première année de médecine ainsi qu'un diplôme supérieur en chimie et biologie lui permettent d'aborder ces études avec des bases scientifiques solides et diverses.

Depuis 1976, il axe ses travaux, entièrement vers la diffusion en diététique de divers appareils et produits naturels. Il anime de nombreux débats et conférences lors de salons ou congrès de diététique et de naturopathie.

En 1979, il fonde, avec un groupe de scientifiques, l'Association pour l'Etude et la Recherche des Energies de la Vie (A.P.E.R.E.V. - BP 722 - 73017 CHAMBERY CEDEX) à Chambéry, dont il assure la présidence. Dans le cadre de cette activité, il organise des journées d'étude et de réflexion sur ces « énergies de la vie » qui permettent, entre autres effets, à la matière inerte de devenir matière vivante.

Georges FAURE

les métaux pour votre santé

Traité de métallothérapie externe et interne : bracelets de cuivre, homéopathie, magnétothérapie, oligothérapie, sels de Schussler, etc.

18e mille

Editions DANGLES
18, rue Lavoisier
45800 ST JEAN DE BRAYE

Remerciements :

Illustrations texte : Pascale Dupenloup et Vincent Auffray.

Photos de couverture : Monique de Verville et Jean-Paul Wadjer.

Minéraux (couverture) : collection J.-L. Pingon (Le Béryl - Mégève).

A mes enfants,
et à toutes les personnes
qui vibrent avec moi.

ISSN : 0180-8818
ISBN : 2-7033-0224-X

AVANT-PROPOS

Métaux et civilisations

L'Or, métal noble et roi des métaux, est connu depuis la plus haute antiquité puisque, 6 000 ans avant Jésus-Christ, les Chaldéens l'utilisaient déjà pour soigner. Mais, avant tout, l'or a été pour de nombreuses civilisations le symbole d'une richesse spirituelle et donc réservé au culte. C'est ainsi que ce beau métal doré, brillant comme le soleil, très lourd mais se laissant facilement étirer en de fines plaques, fut largement utilisé pour la confection d'instruments pour le culte, d'habits de lumière, de bijoux sacrés, de tableaux et même pour recouvrir les toits des temples incas ou tibétains.

Nul n'aurait pensé, en ces temps-là, le dérober. Sa valeur était spirituelle et l'usage qui en était fait permettait à tout le monde de bénéficier de la chaleur et des vibrations émises par les divers objets brillants et rayonnants comme l'astre solaire.

Pour les Chaldéens, il était évident que les planètes communiquent leur pouvoir aux métaux, l'or étant naturellement en liaison avec le soleil. Pour les Egyptiens, ce même métal était symbole d'immortalité. Les Incas, ainsi que de nombreuses autres civilisations antiques, ont de même utilisé l'or pour sa beauté, sa chaleur, son rayonnement et pour symboliser et susciter une spiritualité élevée.

Les temps ont bien changé, car si l'or est encore — mais de moins en moins pour des raisons financières — utilisé pour la confection de divers objets du culte dans la majorité des religions, il est de plus en plus l'objet de transactions financières pour lesquelles les seules propriétés de ce métal prises en considération sont sa rareté et son inaltérabilité.

C'est ainsi que ce métal si lumineux, qui nécessite tant d'efforts pour être extrait de la terre dans laquelle il est enfoui, est concentré en de lourds lingots que l'on s'empresse d'emprisonner dans l'obscurité des caves en béton armé des coffres des banques, afin de le retirer de la vue et surtout de la convoitise des gens.

A l'origine symbole de richesse spirituelle et de protection, il était largement étalé afin d'occuper la plus grande surface possible et de rayonner au maximum. Devenu symbole de richesse et de puissance matérielle, il est concentré, entassé, enfermé dans l'obscurité, ne recevant que rarement une blafarde lumière artificielle.

« Un mystère d'Amour dans le métal repose... », ainsi parlait Gérard de Nerval des métaux en général. Oui, le métal — et à plus forte raison l'or — peut rayonner, réfléchir un sentiment que vous aurez manifesté à son égard devant sa beauté et sa noblesse. L'or, symbole de spiritualité, ne pouvait que rayonner un Amour sincère, un amour de la beauté, de la perfection, du bonheur.

Qu'en est-il de nos jours du rayonnement de l'or ? Ceux qui le possèdent sont-ils heureux, s'élèvent-ils sur le plan spirituel ?

Certes non. La crainte de sa perte (puisqu'il y a possession personnelle), de son vol, de sa dévaluation rend ses possesseurs anxieux, craintifs, angoissés, tristes. La possession de ce même métal engendre généralement des sentiments peu louables tels que l'arrogance, la suffisance, le mépris des autres.

L'usage que fait une civilisation des métaux permet de connaître son degré d'évolution spirituelle et matérielle. Notre civilisation connaît la plupart des métaux, sait les extraire, les purifier, les associer pour obtenir divers alliages permettant d'obtenir d'autres métaux plus légers, plus résistants... Cette haute technicité permet la construction de tours d'habitation pour entasser les humains, d'aller de plus en plus vite, de conquérir l'espace et même, de créer des cerveaux électroniques de plus en plus performants grâce aux métaux semi-conducteurs. Plus de mystère dans le métal. Il est maîtrisé, dominé, domestiqué et... jeté lorsqu'il a rempli la mission que l'on attendait de lui, allant grossir ces tas de rebuts métalliques, cimetières de voitures, de rails, de locomotives... qui dénaturent bien souvent le paysage.

Lorsque l'homme découvrit le fer, tombant du ciel puisque provenant de météorites, celui-ci eut tout naturellement un caractère sacré. Il représentait la force, la conquête de la terre par l'homme grâce aux outils qu'il permettait de fabriquer. Mais ce fer permettait également la fabrication d'armes, et donc de tuer, d'asservir d'autres personnes plus faibles.

Nous constatons que le fer — aussi bien que l'or et l'ensemble des métaux — peut permettre une évolution dans deux directions diamétralement opposées : la première, positive, par un usage respectueux et pacifique du métal, qui conduit vers la spiritualité ; la deuxième, négative, qui conduit à la domination, la destruction, la matérialité.

Nous retrouverons ces deux forces opposées qui cohabitent non seulement dans les métaux mais dans tous les corps, à travers divers chapitres de cet ouvrage. En effet, l'influence d'un produit sur la vie peut s'effectuer dans deux directions : la maladie ou la guérison, selon l'usage que l'on en fait.

Les civilisations qui découvrirent les métaux leur attribuèrent tout naturellement des propriétés magiques puisque ces métaux semblaient être en relation étroite avec les forces cosmiques. C'est ainsi que les premiers usages en médecine furent très largement empreints d'ésotérisme. 6 000 ans av. J.-C., les prêtres chaldéens faisaient porter sur le corps des **plaques métalliques** gravées du signe astrologique de la planète d'où était censé venir le métal sélectionné pour une maladie donnée. Dans le cas de tuberculose pulmonaire, le métal choisi était l'or ; la planète correspondante était le soleil dont on connaît l'action sur les bronches.

Aucune base scientifique pour cette médecine, mais de l'observation, du jugement en fonction des similitudes : le soleil est doré, l'or également, donc leurs vibrations s'harmonisent, entrent en résonance. Si le soleil est bon pour les bronches, l'or doit l'être également.

Spiritualité, médecine, alchimie et science font alors bon ménage et l'on ne peut concevoir l'un sans l'autre : *« Science sans conscience n'est que ruine de l'âme. »*

Hélas, les progrès de la science étendant les pouvoirs de l'homme sur la matière l'ont amené, au cours des siècles, à repousser de plus en plus violemment le côté mystérieux et spirituel des choses ! C'est ainsi que les métaux, produits trop simples, furent pratiquement ignorés de la médecine officielle durant de nombreuses années. Certains usages pourtant millénaires, tel celui des **bracelets de cuivre,** étaient même combattus malgré les résultats obtenus, ceux-ci ne pouvant être expliqués scientifiquement.

Nous constatons heureusement un besoin de simplicité, de pureté, de naturel, de retour vers de plus justes valeurs spirituelles et humaines, manifesté par un nombre croissant de personnes issues de toutes les couches de la population.

Même le scientifique de pointe, le chercheur, le médecin, le pharmacien... qui ont su préserver au fond d'eux-mêmes une parcelle d'objectivité, de jugement et d'humilité devant les grands mystères de la Nature, sont ébranlés par les leçons qu'elle nous donne.

Nier une évidence parce que nos connaissances scientifiques ne permettent pas de l'expliquer n'est plus le fait que de faux scientifiques, hélas, encore nombreux et influents, qui ne cherchent qu'un profit personnel et une notoriété bien éphémère !

La découverte des **oligo-éléments,** ces métaux qui n'existent qu'à l'échelle de trace mais sans lesquels la vie est impossible, a bouleversé et révolutionné toutes les conceptions antérieures montrant la prépondérance de la notion de qualité sur la notion de quantité. C'est le règne des « énergies subtiles » de la Nature, dans laquelle les métaux ont une large place.

Cet ouvrage a donc pour but de faire un point sur nos connaissances actuelles des métaux, leur influence sur la vie, l'utilisation que l'on peut en faire pour préserver ou retrouver la santé tout en respectant le précepte d'Hippocrate : *« Primum non nocere. »*

PREMIERE PARTIE

étude générale des métaux

CHAPITRE I

Métaux et corps simples

Dans ce chapitre, nous allons tout d'abord situer les métaux parmi l'ensemble des corps simples à partir desquels toute matière, vivante ou inerte, est constituée.

Notre étude se limitera aux métaux jouant un rôle dans le grand spectacle de la Vie. Bien sûr, ce choix est fonction de nos connaissances actuelles, et nous savons que chaque jour de nouvelles découvertes sont réalisées grâce à des moyens techniques de plus en plus sophistiqués. Ainsi, tel métal oublié — car n'ayant pas pu être décelé jusqu'à ce jour — se révélera peut-être demain avoir une très grande importance.

Comprendre (ou essayer de comprendre) l'action d'un corps nécessite de bien le connaître. C'est pourquoi nous commencerons tout d'abord par une étude succincte et schématique de l'atome, structure élémentaire de la matière, avant de nous intéresser aux propriétés physico-chimiques des métaux.

1. Structure de l'atome

Les éléments simples qui constituent l'ensemble de la matière, inerte ou vivante, rassemblés dans le tableau de Mendeleïev, possèdent une structure atomique générale semblable.

Chaque atome de métal ou de métalloïde peut être représenté comme un mini-système solaire (le macrocosme et le microcosme).

Fig. 1

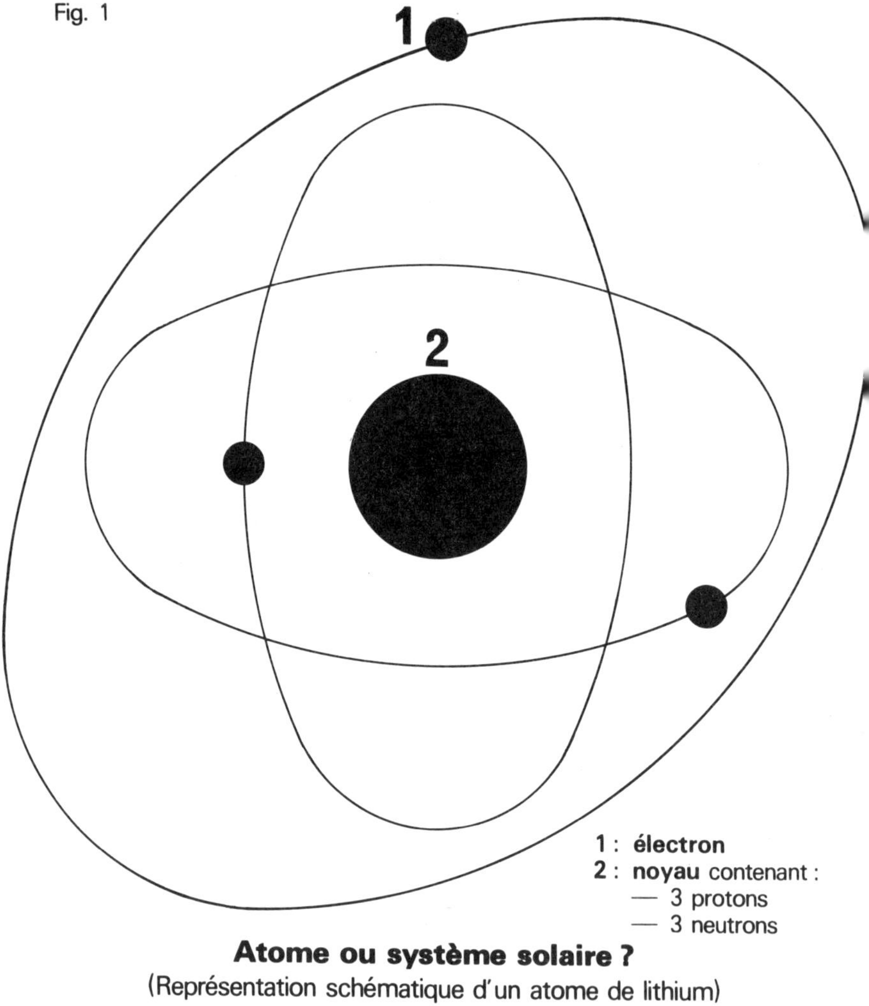

Atome ou système solaire ?

(Représentation schématique d'un atome de lithium)

Le soleil est le *noyau de l'atome,* siège d'une énergie considérable qui est libérée lorsqu'on le divise : c'est l'*énergie nucléaire de fission,* le soleil étant, lui, le siège d'une *force nucléaire de fusion.* Très loin de ce noyau, de petites planètes toutes identiques que l'on appelle des *électrons* se meuvent à très grande vitesse sur diverses orbites.

Chaque élément constituant la matière est donc un petit monde planétaire. Mais quelle est donc la différence entre un atome d'or et un atome de plomb ?

C'est l'importance du noyau (le nombre de protons varie d'un atome à l'autre) et le nombre de « planètes » qui font la différence. L'or possède 79 protons et 79 électrons, alors que le plomb en possède 82 de chaque. Vous voyez, la différence est considérable ! Il suffit donc d'enlever 3 électrons et 3 protons au plomb, métal froid et terne, pour obtenir de l'or, métal chaleureux et brillant.

Tel a été de tout temps le rêve de l'alchimiste : pouvoir transmuter le vil métal en or pur grâce à la pierre philosophale. Mais attention aux apparences souvent trompeuses et aux paroles hermétiques ; le travail de l'alchimiste est d'abord intérieur, et la « Pierre Philosophale » n'est obtenue que par celui qui l'a déjà réalisée en lui-même.

2. Matière et énergie

Il nous est difficile d'imaginer les constituants de la matière tant leur dimension est faible. Des milliards d'atomes mis bout à bout ne représentent qu'une longueur de quelques millimètres.

Quand vous avez dans la main un tout petit morceau d'or ne pesant qu'un gramme, pouvez-vous imaginer que cela représente environ quatre mille milliards de milliards d'atomes ?

Par ailleurs, lorsque vous observez, soupesez et manipulez un morceau de métal quelconque, vous avez une impression de solidité, d'homogénéité et d'inertie. Quelle erreur ! La matière qui nous semble dense et inerte est en réalité d'abord constituée de « vide », et est le siège de mouvements perpétuels de ses constituants.

Lorsque nous faisons tourner à très grande vitesse un corps quelconque au bout d'une ficelle, nous avons l'impression que ce corps occupe la totalité du cercle qu'il décrit. Cette image nous permet d'imaginer un atome : la main tenant la ficelle c'est le noyau, les électrons le corps au bout de la ficelle tournoyant dans tous les plans, si bien que si nous pouvions observer un atome, nous croirions voir une sphère pleine. En réalité, le vide interatomique est si important que tous les lingots entassés dans les caves de la plus importante banque du monde deviendraient pratiquement invisibles s'il était possible d'éliminer le vide et de coller les électrons contre les noyaux. Illusion ! la matière n'est donc qu'illusion puisqu'elle est en réalité exactement le contraire de ce qu'elle paraît être.

Ce n'est donc pas la matière qui importe, mais les diverses énergies (nucléaires, électroniques...) **dont elle est le siège** ou, plus exactement, la manifestation apparente.

Cette vision de la matière et de ses énergies est volontairement simpliste, son seul but étant de permettre une meilleure compréhension de certaines propriétés et actions des métaux que nous allons étudier dans les prochains chapitres. Le lecteur désirant posséder une connaissance atomique plus approfondie, devra se reporter à des ouvrages spécialisés et aborder les lois de la mécanique quantique. Une telle étude, bien que passionnante, dépasserait largement le cadre de cet ouvrage.

3. Définition et classification

Si vous cherchez dans un dictionnaire le mot « métal » vous trouverez généralement comme définition : *« Corps simple, doué d'un éclat particulier, appelé éclat métallique, conduisant bien, en général, la chaleur et l'électricité... »*

Les quelque cent corps simples classés dans le tableau de Mendeleïev (tableau n° 2) sont divisés en deux groupes selon leurs propriétés :

— les **métaux,**
— les **métalloïdes** (corps simples non métalliques).

Vous constatez que la majorité des corps simples sont donc des métaux, classés verticalement en familles dont les différents membres possèdent la même structure électronique externe, leur conférant des propriétés physico-chimiques très voisines. Classés horizontalement en fonction de leur nombre atomique (c'est-à-dire leur nombre de protons et d'électrons), les corps simples les plus petits — ce sont ceux qui constituent la matière vivante — se trouvent donc dans le haut du tableau.

Les différentes familles de métaux sont :

1) Les métaux alcalins (l'hydrogène est à part).
2) Les métaux alcalino-terreux.
3) Les homologues des terres rares.
4) Les métaux tétravalents.
5) La famille du vanadium.
6) La famille du chrome.
7) La famille du manganèse.
8) Les métaux magnétiques comprenant les 3 familles du fer, du cobalt et du nickel.
9) Les métaux nobles.
10) La famille du zinc.
11) Les métaux trivalents.
12) L'étain et le plomb.

*
* *

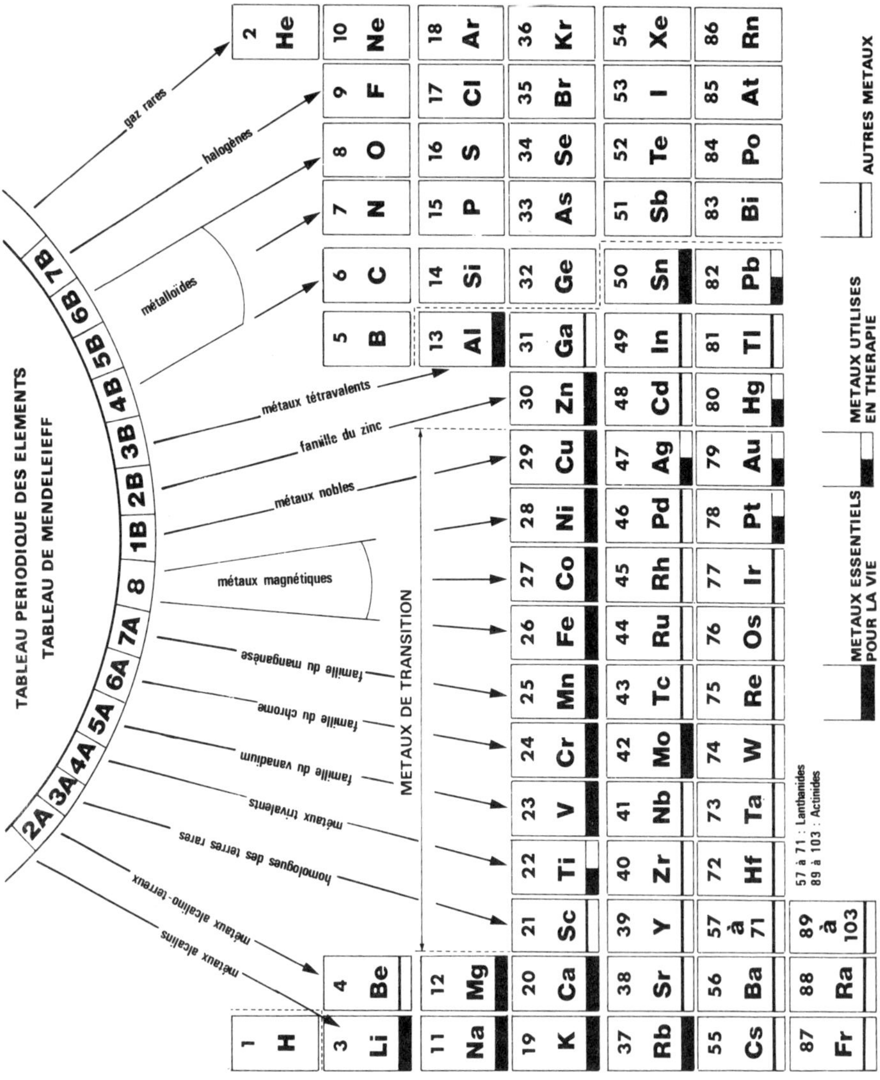
TABLEAU PERIODIQUE DES ELEMENTS
TABLEAU DE MENDELEIEFF
2A 3A 4A 5A 6A 7A 8 1B 2B 3B 4B 5B 6B 7B
gaz rares
halogènes
métalloïdes
métaux tétravalents
famille du zinc
métaux nobles
métaux magnétiques
famille du manganèse
famille du chrome
famille du vanadium
métaux trivalents
homologues des terres rares
métaux alcalino-terreux
métaux alcalins
METAUX DE TRANSITION
1 H
3 Li
4 Be
5 B
6 C
7 N
8 O
9 F
10 Ne
2 He
11 Na
12 Mg
13 Al
14 Si
15 P
16 S
17 Cl
18 Ar
19 K
20 Ca
21 Sc
22 Ti
23 V
24 Cr
25 Mn
26 Fe
27 Co
28 Ni
29 Cu
30 Zn
31 Ga
32 Ge
33 As
34 Se
35 Br
36 Kr
37 Rb
38 Sr
39 Y
40 Zr
41 Nb
42 Mo
43 Tc
44 Ru
45 Rh
46 Pd
47 Ag
48 Cd
49 In
50 Sn
51 Sb
52 Te
53 I
54 Xe
55 Cs
56 Ba
57 à 71
72 Hf
73 Ta
74 W
75 Re
76 Os
77 Ir
78 Pt
79 Au
80 Hg
81 Tl
82 Pb
83 Bi
84 Po
85 At
86 Rn
87 Fr
88 Ra
89 à 103
57 à 71 : Lanthanides
89 à 103 : Actinides
METAUX ESSENTIELS POUR LA VIE
METAUX UTILISES EN THERAPIE
AUTRES METAUX

Figure 2

LISTE DES ELEMENTS (METAUX: en majuscules - AUTRES ELEMENTS: en minuscules)

N° ATOM.	ELEMENT	SYMBOLE	N° ATOM.	ELEMENT	SYMBOLE	N° ATOM.	ELEMENT	SYMBOLE
89	ACTINIUM	Ac	64	GADOLINIUM	Gd	84	POLONIUM	Po
13	ALUMINIUM	Al	31	GALLIUM	Ga	19	POTASSIUM	K
95	AMERICIUM	Am	32	Germanium	Ge	59	PRASEODYME	Pr
51	Antimoine	Sb	72	HAFNIUM	Hf	61	PROMOTHEUM	Pm
47	ARGENT	Ag	2	Hélium	He	91	PROTACTINIUM	Pa
18	Argon	Ar	67	HOLMIUM	Ho	88	RADIUM	Ra
33	Arsenic	As	1	Hydrogène	H	86	Radon	Rn
85	Astate	At	49	INDIUM	In	75	RHENIUM	Re
7	Azote	N	53	Iode	I	45	RHODIUM	Rh
56	BARYUM	Ba	77	IRIDIUM	Ir	37	RUBIDIUM	Rb
97	BERKELIUM	Bk	104	Kourchatovium	Ku	44	RUTHENIUM	Ru
4	BERYLLIUM	Be	36	Krypton	Kr	62	SAMARIUM	Sm
83	Bismuth	Bi	57	LANTHANE	La	21	SCANDIUM	Sc
5	Bore	B	103	LAWRENTIUM	Lr	34	Sélénium	Se
35	Brome	Br	3	LITHIUM	Li	14	Silicium	Si
48	CADMIUM	Cd	71	LUTETIUM	Lu	11	SODIUM	Na
20	CALCIUM	Ca	12	MAGNESIUM	Mg	16	Soufre	S
98	CALIFORNIUM	Cf	25	MANGANESE	Mn	38	STRONTIUM	Sr
6	Carbone	C	101	MENDELEVIUM	Md	73	TANTALE	Ta
58	CERIUM	Ce	80	MERCURE	Hg	43	TECHTENIUM	T
55	CESIUM	Cs	42	MOLYBDENE	Mo	52	Tellure	Te
17	Chlore	Cl	60	NEODYME	Nd	65	TERBIUM	Tb
24	CHROME	Cr	10	Néon	Ne	81	THALLIUM	Tl
27	COBALT	Co	93	NEPTUNIUM	Np	90	THORIUM	Th
29	CUIVRE	Cu	28	NICKEL	Ni	69	THULIUM	Tm
96	CURIUM	Cm	41	NIOBIUM	Nb	22	TITANE	Ti
66	DYSPROSIUM	Dy	102	NOBELIUM	No	74	TUNGSTENE	W
99	EINSTEINIUM	Es	79	OR	Au	92	URANIUM	U
68	ERBIUM	Er	76	OSMIUM	Os	23	VANADIUM	V
50	ETAIN	Sn	8	Oxygène	O	54	Xénon	Xe
63	EUROPIUM	Eu	46	PALLADIUM	Pd	70	YTTERBIUM	Yb
26	FER	Fe	15	Phosphore	P	39	YTTRIUM	Y
100	FERMIUM	Fm	78	PLATINE	Pt	30	ZINC	Zn
9	Fluor	F	82	PLOMB	Pb	40	ZIRCONIUM	Zr
87	FRANCIUM	Fr	94	PLUTONIUM	Pu			

4. L'état ionique

L'état ionique est l'état sous lequel un atome est actif, peut se mouvoir, s'associer à d'autres atomes ou molécules.

Il est donc important de bien comprendre ce qu'est un *ion*. Pour cela, prenons l'exemple du sodium, métal alcalin, de nombre atomique 11. Cela veut dire que le noyau de l'atome de sodium contient 11 protons, chacun porteur d'une même charge électrique positive. Très loin de ce noyau, se trouve une première couche électronique saturée sur laquelle tournent 2 électrons, puis une seconde couche saturée contenant 8 électrons, et enfin une dernière couche n'ayant qu'un électron. Comme le montre la figure nº 1, les orbites des électrons sont réparties dans l'espace donnant, de par la vitesse des électrons, l'illusion d'une sphère pleine.

Chaque électron est porteur d'une même charge électrique égale en valeur à celle du proton, mais négative, si bien que dans ces conditions le bilan électrique de l'atome est neutre.

Lorsque le nombre d'électrons occupant la dernière couche électronique est faible — ce qui est le cas de tous les métaux — ceux-ci ont tendance à quitter leur orbite, un petit peu comme pourrait le faire une pierre tournoyant au bout d'une ficelle que l'on lâcherait. Ce départ provoque un déséquilibre ionique, le bilan dans le cas du sodium et de l'ensemble des métaux étant positif par départ de charges négatives. Le résultat obtenu est appelé **cation** ou **ion positif.**

A l'inverse des métaux, les métalloïdes donneront naissance à des **anions** ou **ions négatifs,** leur couche externe, riche en électrons, ayant tendance à gagner un ou plusieurs électrons.

Les métaux forment tous, plus ou moins facilement, des cations par perte de un ou plusieurs électrons. La perte d'un électron donne naissance à un cation monovalent, ce qui est le cas de 6 métaux :

Ag^+ Cs^+ Hg^+ K^+ Na^+ Rb^+

Deux électrons perdus donnent des métaux bivalents :

Ca^{2+} Cd^{2+} Co^{2+} Cu^{2+} Fe^{2+} Hg^{2+} Mg^{2+} Mn^{2+} Ni^{2+} Pb^{2+} Sn^{2+}

Figure 3

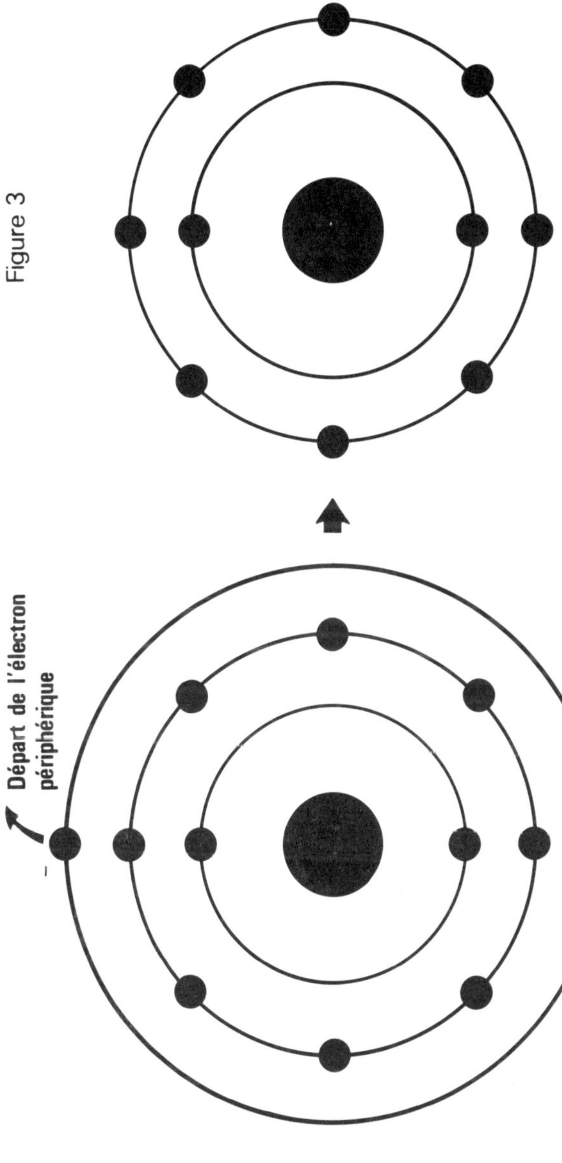

Atome de sodium (Na)
(8 protons positifs + 8 électrons négatifs
= 1 atome électriquement neutre)

Cation de sodium (Na^+)
(8 protons positifs + 7 électrons négatifs
= 1 cation positif)

Cinq métaux peuvent être trivalents :

Al^{3+} An^{3+} Au^{3+} Cr^{3+} Fe^{3+}

Les autres métaux non indiqués ci-dessus peuvent également donner naissance à des cations, mais n'ayant *a priori* aucune action biologique ou thérapeutique connue, ils ne seront pas traités dans cet ouvrage.

5. Electronégativité

Selon leur taille (donc leur nombre d'électrons), les atomes attireront ou retiendront plus ou moins les électrons périphériques. C'est l'électronégativité qui se mesure en énergie nécessaire à ce changement d'état.

Les ions les plus électronégatifs pourront former des combinaisons avec ceux qui le sont moins, par captation d'électrons.

6. Les sels métalliques

Les ions métalliques, peu électronégatifs, forment avec les métalloïdes des sels neutres pouvant facilement se dissocier et restituer les ions.

Par exemple, l'association de sodium et de chlore donnera le chlorure de sodium, notre sel de cuisine, le plus répandu de tous les sels puisque représentant 84 % des substances dissoutes dans l'eau de mer. Ce même chlorure de sodium se dissociera facilement en ions Na^+ et Cl^- selon la formule :

$$Na{-}Cl \rightarrow Na^+ + Cl^-$$

Les principaux sels métalliques sont :

— Les **chlorures** par association avec le chlore.
— Les **fluorures** par association avec le fluor.
— Les **bromures** par association avec le brome.

— Les **iodures** par association avec l'iode.
— Les **sulfates** par association avec le soufre.
— Les **silicates** par association avec la silice.
— Les **phosphates** par association avec le phosphore.
— Les **carbonates** par association avec le carbone.
— Les **oxydes basiques** par association avec l'oxygène.

Nous verrons que certains sels métalliques présentent une très haute toxicité et nécessitent certaines précautions lors de leur usage professionnel.

7. Complexes organo-métalliques

Les cations métalliques forment, avec diverses molécules organiques, des macro-molécules complexes dans lesquelles la partie métallique est essentielle au fonctionnement du complexe bien que sa taille soit, dans tous les cas, infiniment faible par rapport à l'ensemble.

Ce sont principalement des enzymes dont la première fut découverte par Gabriel Bertrand dès 1894 : la *laccase* qui doit son activité catalytique au manganèse. De nos jours, plus de mille cinq cents enzymes ont été identifiées.

Les métallo-enzymes catalysent dans l'organisme des réactions de : oxydoréduction, transfert, rupture par hydrolyse, hydratation et déshydratation.

Les métaux bio-activateurs des enzymes peuvent être classés par ordre d'importance et quantitatif : Fe - Mg - Mn - Ca - Zn - Cu - Co - Mo - V - Cd.

Empirique au début, l'étude des métallo-enzymes est devenue scientifique grâce à la mécanique quantique. Nous renvoyons en bibliographie nos lecteurs, désirant approfondir ces mécanismes, à un excellent ouvrage de A. Goudot et Perrot. Toutefois, cet ouvrage nécessite de sérieuses connaissances scientifiques.

8. Etat colloïdal

Si la majorité des métaux se rencontrent très souvent sous forme de sels, certains, tels les métaux précieux, sont le plus généralement à l'état colloïdal.

Une dispersion colloïdale comporte :

— 1) Des particules dispersées, nommées *micelles*, de grosseur variable. Ce seront par exemple des particules d'or ou d'argent, mais cela peut être des matières grasses comme dans le lait, ou même des cellules dans le milieu vivant qui subit généralement une dispersion colloïdale.

— 2) Un agent de dispersion — ou agent mouillant — qui isole en quelque sorte les particules l'une de l'autre en les mouillant.

— 3) Un protecteur colloïdal qui empêche les particules de s'agglomérer en magmas. Ce protecteur, soluble dans le milieu de dispersion, donne à la solution un aspect visqueux de colle, d'où le nom de colloïde.

— 4) Un milieu de dispersion.

L'état colloïdal est donc un état permettant à des particules très diverses (métaux, matières grasses, cellules...) de garder leurs propriétés unitaires dans un milieu commun. C'est la communauté idéale tant que la protection colloïdale est suffisante. Sinon, c'est la *floculation :* les particules s'agglomèrent, entraînant la mort du système (coagulation du sang, des protéines, du lait, destruction du milieu cellulaire...).

Si l'or et l'argent, en particulier, sont généralement utilisés en solution colloïdale, vous remarquez que cet état est très largement répandu dans le monde vivant. Du bon maintien de cet état dépend souvent la vie, et de nombreux poisons (naturels ou synthétiques), tels certains venins de serpents, vaccins, peuvent provoquer la floculation des milieux colloïdaux naturels.

9. Etat cristallin

Un cristal est un minéral dont la structure est organisée. Les atomes d'un cristal sont toujours disposés dans un ordre donné et à une distance fixe les uns des autres.

Un même corps donnera toujours naissance à un même cristal qui pourra avoir une forme cubique, quadratique, hexagonale...

Un cristal pur est transparent, tel le diamant qui est un cristal de carbone ; le charbon, de composition presque identique, doit sa couleur et sa friabilité aux impuretés.

La cristallographie permet des études très précises de la matière grâce à la diffraction spécifique des cristaux en lumière polarisée.

En dehors des métaux qui tous possèdent une ou plusieurs formes cristallines, d'autres corps, tels les virus, cristallisent.

Les premières recherches de Pasteur portèrent sur la cristallographie et la dissymétrie moléculaire.

La cristallographie permet de nombreuses analyses quantitatives et qualitatives par la forme des cristaux obtenus. Cette méthode est actuellement pratiquée par quelques laboratoires, à la demande de médecins anthroposophes. Réalisée à partir du sang, cette analyse permet un bilan de santé qui semble très précis. Il est à penser que cette méthode très précieuse au niveau de la détection du cancer sera pratiquée de plus en plus couramment.

10. Isotopes

Le noyau de l'atome contient, en dehors des protons dont nous avons parlé, des *neutrons*. Ces particules de taille et de poids sensiblement égaux à ceux des protons ne possèdent aucune charge électrique. Leur nombre est généralement voisin de celui des protons mais peut subir certaines variations.

En faisant varier, naturellement ou artificiellement, le nombre de neutrons on obtient des corps appelés **isotopes,** légèrement différents du corps initial, mais possédant pratiquement les mêmes propriétés.

Certains isotopes sont radioactifs et peuvent ainsi être dosés et suivis à l'aide d'un compteur Geiger. Introduits dans l'organisme, les isotopes radioactifs de certains métaux permettent de suivre leur cheminement et de procéder ainsi à leur dosage ou de relever une anomalie de fonctionnement à un niveau bien précis.

11. Transmutations

« ...De s'obstiner à croire à la seule physico-chimie classique a conduit la science officielle à bien des impasses. »

« ...cette propriété nouvelle, que je démontrais à la suite de milliers d'analyses convergentes, consistait en une possibilité, pour ce qui vit, de transformer les atomes eux-mêmes, et non pas seulement les molécules ; bref qu'il y avait transmutation de la matière... » (C.-Louis Kervran)

Comme C.-Louis Kervran de nos jours, les alchimistes, dès le Moyen Age, ont parlé de transmutations. Leur recherche avait pour but de transmuter le plomb en or. Ont-ils réussi ? Dans tous les cas ils ont permis la découverte d'un certain nombre d'éléments et mis au point de nombreuses méthodes d'extraction, de purification des métaux.

Ce qui est certain, c'est qu'aussi bien les alchimistes que C.-Louis Kervran ont dû, et doivent encore, subir les railleries de nombreux pseudo-scientifiques.

Et pourtant, comment nier l'évidence, puisqu'il existe des transmutations naturelles. En effet, certains éléments radioactifs (tel le radium) se transmutent en atome de plomb stable après avoir perdu leur radioactivité. Cette opération alchimique naturelle se réalise en deux périodes de 1 620 années !

Mais qu'est-ce exactement qu'une transmutation ?

C'est une modification intime de la matière, au niveau du noyau, donnant naissance à un nouveau corps.

De nos jours, la transmutation des métaux lourds est réalisée à l'aide des accélérateurs de particules, nécessitant une énergie considérable pour vaincre les forces de cohésion nucléaire (énergie liant entre eux les composants du noyau). A l'inverse, une très grande énergie peut être récupérée à partir d'une infime quantité de matière : c'est l'énergie nucléaire de fission que l'on cherche à contrôler dans les centrales et que l'on utilise pour détruire dans les bombes.

De même, dans le soleil, les atomes d'hydrogène fusionnent deux à deux, donnant naissance à des atomes d'hélium. Cette transmutation libère une chaleur très élevée qui nous arrive sous forme de lumière sans laquelle aucune vie n'existerait sur terre.

Donc, dans chacun de ces cas, les transmutations s'effectuent à très haute énergie, incompatible avec la vie qui ne supporte que de faibles différences énergétiques.

Les forces mises en jeu dans les réactions chimiques qui n'affectent que les couches électroniques externes sont beaucoup plus faibles et, grâce aux enzymes, peuvent s'effectuer rapidement *in vivo* sans modification des constantes biologiques ; c'est la biochimie.

De nombreuses observations, des milliers d'analyses ont permis à C.-Louis Kervran d'affirmer dès 1959 qu'il existait des *« transmutations à faible énergie »*, donc compatibles avec la vie.

Comment expliquer, en effet, que des poules vivant dans une région de schistes et de granites, absolument dépourvue de calcaire, puissent pondre chaque jour un œuf à coquille calcaire. Ce fut la première observation de Kervran, dès sa jeunesse. Ces poules picoraient des paillettes de mica qui ne se retrouvaient pas dans le gésier, alors que les petits cailloux et le sable s'y trouvaient. D'où l'hypothèse de transmutation de la silice en calcaire selon la formule :

  1 atome de silicium dont le noyau contient 14 protons
\+ 1 atome de carbone dont le noyau contient 6 protons
= 1 atome de calcium dont le noyau contient 20 protons

Les principales *« transmutations à basse énergie »* concernant les métaux, résultat de nombreuses observations et expériences non seulement de C.-Louis Kervran mais de nombreux chercheurs, sont :

SILICE	+	CARBONE	=	**CALCIUM**
SILICE	+	4 LITHIUM	=	**FER**
SILICE	+	5 LITHIUM	=	**CUIVRE**
SODIUM	+	OXYGENE	=	**POTASSIUM**
SODIUM	+	HYDROGENE	=	**MAGNESIUM**
MAGNESIUM	+	LITHIUM	=	**PHOSPHORE**
MAGNESIUM	+	OXYGENE	=	**CALCIUM**
POTASSIUM	+	HYDROGENE	=	**CALCIUM**

Cette liste n'est pas exhaustive, d'autres découvertes étant régulièrement réalisées dans ce domaine. Vous pouvez d'ailleurs, à partir du tableau périodique des éléments (p. 18), combiner les différents éléments en additionnant ou retranchant leurs nombres atomiques ; vous pourrez ainsi vous rendre compte de toutes les possibilités de « transmutations ».

*

* *

La connaissance des lois de transmutation à basse énergie rend apparemment complexe l'utilisation des métaux pour la santé, un métal pouvant être apporté à l'organisme par l'intermédiaire d'un autre. En réalité, l'observation et l'expérimentation permettent de connaître les apports nécessaires.

Les « transmutations à basse énergie » permettent de comprendre pourquoi, en cas de fracture, la calcification sera améliorée par la prise d'eau dynamisée au magnésium.

12. Etat magnétique

Les métaux de la famille du **fer**, du **cobalt** et du **nickel** sont appelés *métaux magnétiques*.

Si on les soumet à certains courants électriques, ils deviennent magnétiques, énergie difficile à définir, qui se manifeste à l'extérieur de la matière par une force d'attraction ou de répulsion d'autres pièces métalliques magnétiques ou non.

Le magnétisme peut s'expliquer au niveau électronique grâce à la mécanique quantique. Les lecteurs possédant un bon bagage scientifique pourront se reporter à des ouvrages spécialisés.

Certains minerais possèdent une aimantation naturelle et ont été utilisés en thérapie depuis fort longtemps. Ils sont remplacés, de plus en plus, par des aimants artificiels dont nous étudierons les propriétés dans un prochain chapitre.

Répartition des mines des principaux métaux

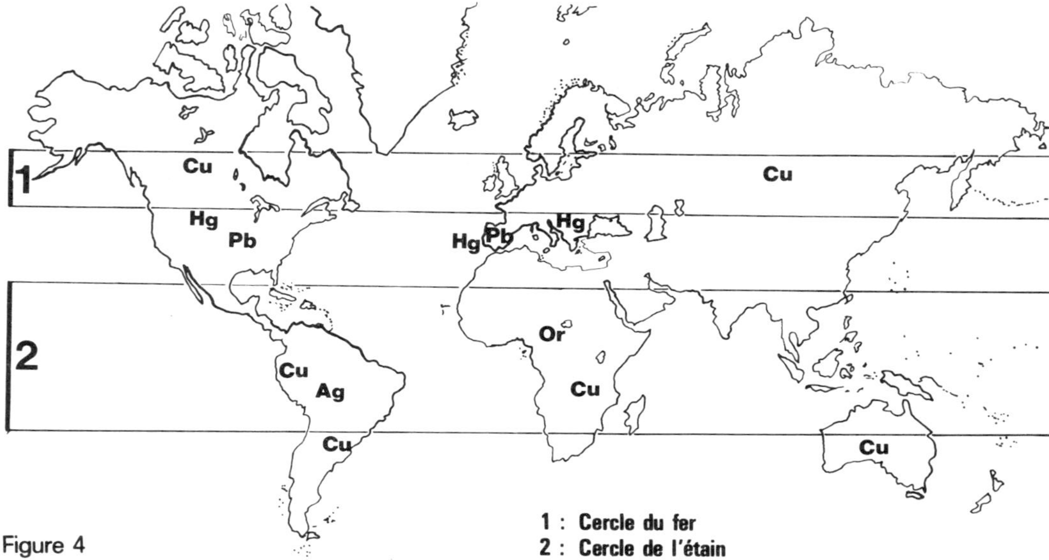

1 : Cercle du fer
2 : Cercle de l'étain

Figure 4

CHAPITRE II

Répartition des métaux

« Les matières métalliques sont aux montagnes non autrement que les arbres avec racines, tronc, rameaux et plusieurs feuilles... Qu'est-ce autre chose qu'une mine, sinon une plante couverte de terre ? »

Cette vision très poétique comparant les mines à des arbres est de Jérôme Cardan, médecin et philosophe du XVIe siècle.

Nous allons, dans ce chapitre, parcourir les trois règnes **minéral, végétal** et **animal** afin de recenser les différents métaux, d'en connaître les quantités disponibles et leur répartition.

L'alimentation étant notre source d'approvisionnement en métaux, nous terminerons ce chapitre par un tableau des principaux aliments et des métaux qu'ils contiennent.

1. La Terre

Sphère d'un diamètre de 6 300 km, notre planète Terre est censée peser le confortable poids de 660 milliards de tonnes. Chaque minute, elle parcourt plus de 1 800 km dans sa course autour du Soleil tout en tournant sur elle-même comme une toupie ; sa vitesse à l'équateur est approximativement de 1 700 km à l'heure. Il n'y a pas que les électrons qui ont la bougeotte, les planètes aussi !

Le cœur de la Terre, appelé *noyau*, est composé essentiellement de fer en fusion, de nickel et de traces de cobalt.

La partie solide — ou lithosphère — atteint une profondeur voisine de 3 300 km. Sa composition présumée est la suivante :

Oxygène : 50 % - Silicium : 26 % - **Aluminium :** 7,3 % - **Fer :** 5,4 % - **Calcium :** 3,2 % - **Sodium :** 2,4 % - **Magnésium :** 2,1 % - Hydrogène : 1 % - **Titane :** 0,4 % - Carbone : 0,3 % - Chlore : 0,1 % - **Manganèse :** 0,1 % - Soufre : 0,1 % - Phosphore : 0,1 %.

Donc 14 éléments simples, dont 7 métaux (indiqués en gras) représentent à eux seuls 98,5 % environ de la lithosphère. Les 7 métaux — aluminium, fer, calcium, sodium, magnésium, titane, manganèse — représentent 20,9 %, tandis que l'ensemble des autres métaux représente moins de 1 % de l'écorce terrestre.

La combinaison des divers éléments donne naissance à plus de 2 000 minéraux différents et identifiés. L'extraction de ces minéraux permettra d'obtenir les métaux à l'état pur.

2. Les minerais

Le cuivre, l'or, l'argent, le platine ainsi que les autres métaux de la mine du platine (Ru, Rh, Pd, Os, Ir) peuvent se trouver à l'état natif dans la couche superficielle terrestre. Ces métaux natifs ne représentent que 0,05 % de l'ensemble des métaux.

C'est surtout sous la forme de sels oxydés que se trouve la majorité des composés métalliques. Ce sont des silicates, sulfates et phosphates. Les oxydes libres métalliques représentent moins de 5 % de la lithosphère, oxydes et hydroxydes de fer représentant à eux seuls 3,9 %.

Une quarantaine de métaux forment avec le soufre des *sulfures* et des *sulfosels* qui constituent bien souvent les minerais essentiels de ces métaux, quoiqu'ils ne représentent que 0,15 % de l'écorce terrestre. Les principaux sont pour :

Le **cuivre :**	la chalcosine (Cu_2S).	Le **fer :**	la pentlandite (FeNi)9S_8, la pyrrhotine (FeS).
Le **plomb :**	la galène (PbS).		
Le **zinc :**	la blende (ZnS).	L'**argent :**	l'argyrose (AgS).
Le **mercure :**	le cinabre (HgS).		

Souvent les métaux sont associés dans un même minéral. C'est ainsi que l'on trouve souvent l'or avec l'argent, l'argent avec le plomb, le cuivre avec le fer... Généralement enveloppés dans une gangue, les minerais nécessitent de nombreuses opérations de *nettoyage*, d'*isolement* et de *concentration* par *concassage, broyage, triage, lavage, ventilation...* avant tout traitement métallurgique.

3. Les mines

A l'exception d'une infime quantité de métaux existant à l'état natif et que l'on trouve sans efforts, la plupart des métaux nécessitent tout d'abord une longue recherche, puis une extraction et purification souvent difficiles.

L'exploitation des mines est parfois rendue délicate par la toxicité du minerai, tel le plomb, qui entraîne de graves maladies professionnelles chez les mineurs.

Les métaux se trouvent en petites quantités dans toutes les régions du globe. Cependant, comme le montre la carte n° 4, certains métaux sont plus particulièrement concentrés dans certaines régions (voir page 30).

C'est ainsi que :

— les mines d'**or** sont concentrées en Afrique, le centre de la Terre (62 %) ;

— les mines de **cuivre** sont principalement situées sur un cercle de rayon 46°20' qui représente la valeur de l'angle sous lequel on observe Vénus lors de sa plus longue élongation (voir prochain chapitre) ;

— 80 % du **mercure** est extrait à Almaden en Espagne ;

— le **fer** est fortement concentré sur un cercle parallèle à l'équateur et équidistant de celui-ci et du pôle Nord ;

— l'**étain** se trouve, en dehors des îles Cassitérides (du nom du minerai, la cassitérite), au voisinage de l'équateur ;

— la moitié des gisements de **plomb** se situe en Amérique du Nord.

En dehors des mines terrestres, signalons les nodules métalliques qui existent à la surface des dépôts sédimentaires du sol océanique. Ces nodules d'un diamètre de 2 à 7 cm contiendraient du **manganèse,** du **fer,** du **nickel** et du **cuivre.** Le Pacifique Sud en recèlerait plusieurs centaines de milliards de tonnes !

4. Les océans

L'eau a une place prépondérante dans le grand creuset de la Vie. En effet, selon toute vraisemblance, la vie sur Terre a pris naissance dans les océans, comme l'a démontré le grand biologiste René Quinton.

Il ne faut pas oublier que la majorité des êtres vivants vivent dans l'eau et que le corps d'un adulte contient 70 % de ce liquide. Qui plus est, 60 % de cette eau est comparable à l'eau de mer puisque aussi bien le *plasma sanguin* (5 %), le *liquide interstitiel* dans lequel baignent les cellules (15 %) et le liquide qu'elles contiennent (50 %) sont salés.

René Quinton, ce biologiste de génie, énonça dans son ouvrage : *l'Eau de mer, milieu organique* (publié en 1904) sa grande loi de constance marine : *« La vie animale, apparue à l'état de cellule dans les mers, a toujours tendu à maintenir pour son haut fonctionnement cellulaire, à travers la série zoologique, les cellules composant chaque organisme dans un milieu marin. »* Cette loi, universellement admise de nos jours, base de la biologie et d'un hygiénisme total, énonce qu'une cellule ne peut vivre que dans un milieu aquatique.

Dès 1897, au Collège de France, René Quinton entreprit une série d'expériences sur des animaux, remplaçant leur milieu intérieur propre (le plasma) par de l'eau de mer. Ces expériences lui permirent de conclure : *« Entre l'eau de mer et le milieu vital du vertébré, c'est-à-dire de l'organisation la plus élevée du règne animal et douée de la plus haute puissance vitale, il y a physiologiquement identité. »*

Le « plasma de Quinton », eau de mer isotonique, est universellement connu et utilisé depuis.

Tous les éléments minéraux nécessaires à l'organisme sont donc contenus dans l'eau de mer à des concentrations optimales. Plus de soixante métaux et métalloïdes ont pu y être décelés et dosés, mais l'on peut affirmer que tous les éléments simples y sont représentés à l'état de trace, ce qui ne veut pas dire « quantité négligeable », comme nous l'ont appris l'homéopathie et l'oligothérapie.

Peut-on extrapoler et dire que tous les éléments simples sont représentés dans l'organisme ? C'est possible ; les progrès techniques au niveau des analyses permettront peut-être un jour de l'affirmer et, de ce fait, de découvrir de nouvelles applications thérapeutiques.

D'après Quinton, les substances contenues dans l'eau de mer se répartissent ainsi :

Chlore + Sodium	84 %
Magnésium + Soufre + Calcium + Potassium	14 %
Brome + Carbone + Strontium + Bore + Silicium + Fluor + Argon + Azote + Lithium + Rubidium + Phosphore + Iode + Indium + Zinc + Fer + Aluminium + Molybdène	2 %

La mer représente un extraordinaire réservoir minéral. Le tableau suivant, qui indique les concentrations approximatives des principaux métaux par kilomètre cube d'eau, en est la preuve :

Sodium	=	10 800 000 tonnes
Magnésium	=	1 350 000 tonnes
Calcium	=	400 000 tonnes
Potassium	=	390 000 tonnes
Lithium	=	205 tonnes
Phosphore	=	72 tonnes
Zinc	=	10 tonnes

Fer	=	10 tonnes
Aluminium	=	10 tonnes
Plomb	=	3 tonnes
Etain	=	3 tonnes
Cuivre	=	3 tonnes
Cobalt	=	500 kilogrammes
Nickel	=	500 kilogrammes
Argent	=	300 kilogrammes
Mercure	=	30 kilogrammes
Or	=	4 kilogrammes

Hélas ! la concentration de certains métaux (en particulier les métaux lourds comme le plomb ou le mercure) ne cesse d'augmenter, **rompant un équilibre biologique essentiel.** Ce déséquilibre est dû à tous les déchets que l'industrie déverse sans précautions dans les eaux. De nombreux défenseurs de la mer ont tiré depuis longtemps la sonnette d'alarme, ces métaux toxiques étant concentrés par le plancton, puis par les poissons dont la consommation devient dangereuse, pouvant entraîner de graves intoxications. Ce danger qui nous menace tous si les hommes ne se montrent pas plus respectueux de la Nature, notre cadre de Vie, et de son équilibre énergétique, s'est cruellement manifesté au Japon, dans la ville de Minamata. La population de cette ville, dont l'alimentation est presque exclusivement tirée de la mer, a été largement décimée par intoxication au mercure (hydrargyrisme) ayant provoqué la mort ou l'infirmité de centaines de personnes.

*

* *

5. Les métaux de la vie

Le monde vivant, végétal ou animal, s'est constitué à partir d'atomes « légers » qui se situent pratiquement tous parmi les trente premiers éléments.

Vous remarquez, dans le tableau n° 5, que l'ensemble des métaux contenus dans le corps humain ne représente pas plus de 5 %, soit 3,5 kg pour un poids de 70 kg. Les macro-éléments (sodium, potassium, calcium), représentant à eux seuls plus de 3 %, la majorité des métaux sont à l'échelle de trace, d'où le nom d'**oligo-éléments** (*oligo* = peu). C'est ainsi que la quantité totale de fer dans l'organisme est d'environ 5 g. Certains métaux peuvent être décelés en quantité si faible qu'il n'est pas possible de les doser.

COMPOSITION DU CORPS HUMAIN					
OXYGENE	=	64 %	SODIUM	=	1 %
CARBONE	=	18,5 %	POTASSIUM	=	1 %
HYDROGENE	=	10,5 %	CALCIUM	=	1 %
AZOTE	=	2,5 %			
Total :		95,5 %			3 %

Métaux « oligo-éléments » représentant moins de 1 % du corps humain :
Magnésium, Fer, Zinc, Cuivre, Manganèse, Cobalt, Chrome, Nickel, Etain, Aluminium, Lithium, Rubidium, Argent, Vanadium, Molybdène.
D'autres métaux peuvent exister dans l'organisme humain, à l'état de traces.

Tableau n° 5

Pratiquement, nous retrouvons les différents métaux indiqués pour l'homme dans l'ensemble du monde vivant. Seuls les pourcentages varient et certains éléments peuvent ne pas être décelés dans telle plante ou tel animal.

C'est à partir de notre alimentation que nous puisons les métaux dont nous avons besoin. Une élimination journalière se faisant, il est donc important :

1) que l'alimentation soit équilibrée et riche en minéraux ;
2) que l'organisme assimile le métal ingéré.

Si ces conditions ne sont pas remplies, nous verrons dans le prochain chapitre les troubles ou maladies que les carences métalliques peuvent entraîner.

BESOINS JOURNALIERS DE L'ORGANISME	
SODIUM (Na)	4 à 5 g
POTASSIUM (K)	3 à 4 g
CALCIUM (Ca)	0,5 à 0,6 g
MAGNESIUM (Mg)	300 mg
FER (Fe)	18 à 20 mg
ZINC (Zn)	2 à 3 mg
CUIVRE (Cu)	2 à 3 mg
MANGANESE (Mn)	plusieurs mg

Tableau n° 6

En règle générale, une alimentation variée devrait apporter en quantité suffisante les métaux nécessaires à l'organisme. Il est cependant très important de noter que :

1) Les cultures intensives faisant appel à des **doses inconsidérées de produits chimiques de synthèse** aboutissent à une **carence minérale** au niveau de la plante. Cette raison est suffisante pour consommer le plus souvent possible des **produits de culture ou d'élevage biologique.** Ces produits obtenus en respectant au maximum les équilibres énergétiques et les grandes lois de la Nature possèdent, qui plus est, une vitalité non mesurable en laboratoire

mais cependant incontestable. Cette « vitalité » du produit permettra à l'organisme d'y puiser plus facilement les éléments dont il a besoin.

2) L'alimentation contient suffisamment d'éléments essentiels mais l'organisme, pour diverses raisons, est incapable de les puiser ou de les utiliser. Il est alors nécessaire de faire appel à des **compléments alimentaires** plus facilement assimilables par l'organisme, ou bien à diverses thérapies que nous aborderons dans un prochain chapitre.

6. Tableau des aliments

Le tableau suivant permet de visualiser rapidement quels sont les aliments susceptibles de nous apporter ces éléments minéraux essentiels pour notre santé.

Pour les principaux métaux, les aliments les plus riches sont signalés par la lettre **B** (beaucoup), ceux moyennement riches par la lettre **M** (moyen), et ceux en contenant un peu par la lettre **P** (peu).

Ce tableau n'est pas exhaustif, certains métaux non indiqués pour tel ou tel aliment pouvant fort bien s'y trouver à l'échelle de trace. Il est d'ailleurs difficile de connaître la composition exacte de chaque produit, les dosages très faibles de certains éléments pouvant échapper à l'analyse.

Les quantités minérales contenues dans un même produit peuvent varier dans des proportions très importantes, selon la provenance, le mode de culture ou d'élevage, la conservation, la consommation crue ou cuite, etc. Il n'est donc généralement pas nécessaire de les connaître. Si toutefois ces chiffres vous intéressent, vous pourrez les trouver dans divers ouvrages indiqués en bibliographie.

*

* *

ALIMENTS	Na	K	Ca	Mg	Fe	Zn	Cu	Mn	Co	Ni
LEGUMES SECS:										
Haricots verts	M	M	B	P	M			P		
Haricots blancs	M	M	B	P	P					
Lentilles	P	P	P	B	M			P		
Pois	M	B	M	B	M	P		P		
GRAINES:										
Betteraves			P		P					
Navet			P		P					
Pissenlit			P				M			
LEGUMES FRAIS:										
Artichaut		P	P				M			P
Asperge	P		P			P				P
Aubergine	P		P							P
Betteraves	P	P				P				P
Betteraves rouges					P		M			P
Brocoli			B				P			P
Carotte	P	P	P		P	P		P	P	P
Céleri	P	P	M							P
Chicorée	P	P	B							P
Chou	P	P	B	P	P	P				P
Choucroute			P		P					P
Concombre		P								P
Cresson	P	P	B	P	P	P				P
Endives			M							P
Epinards	P	B	M	M	B	P	P	P	P	P
Fèves	P		P							P
Haricots verts	P	P	M		P	P		P		P
Lentilles	P	P	M		B	P				P
Navets		P	P			P				P
Oignons		P	P		P			P	P	P
Oseille		P	P	P						P
Petits pois	P				P		P			P
Pois								P		P
Pommes de terre		P	P	M	M	P				P
Poireaux	P		P				M			P
Radis	P	P	P				M			P
Rutabaga		P				P	P			P
Salsifis		P	P				M			P
Soja			B			P		P		P
Feuilles de chou		P								P
SALADES:										
Laitue	P	P	M	P	M	P	P	P	P	P
Mâche	P				P					P
Pissenlit				P	P			P		P
FRUITS SECS:										
Abricots		M	P		M		P	P		
Amandes	P	M	B	B	P	P		P		
Bananes		P						P		
Châtaignes	P	M		P				P		

ALIMENTS	Na	K	Ca	Mg	Fe	Zn	Cu	Mn	Co	Ni
FRUITS SECS (suite):										
Dattes		M	M	P	P		P			P
Figues		M	B	B			P			
Groseilles			P							
Noisettes	P		B	B	P	P	P	P		
Noix			B	B			M	P		
Noix du Brésil			B	B	P		P			
Noix de coco			B	B	P					
Pêches		M	P		M			P		
Pistache							P			
Pruneaux			P		P		P			
Raisins					P		P			
FRUITS FRAIS:										
Abricots	P	M		P		P				P
Ananas						P		P		
Avocat			P		M		P	P		
Banane	P	P		P		P		P		
Cerise	P	P		P		P		P		P
Citron		P	P			P				
Dattes	P	P		P		P				P
Figue	P		M		P			P		
Fraise								P		
Framboise				P				P		
Groseille		P	M			P				
Mandarine			P							
Mûre	P									
Myrtille	P									
Olives		P	B		P		P	P		
Oranges	P		P							
Pastèque								P		
Pêche	P	P	P			P				
Poire	P	P	P	P		P			P	P
Pomme	P		P		P			P	P	P
Prune	P		M						P	
Pruneau	P			P				P		
Raisin	P	P	M		P			P	P	
Rhubarbe			M							
Tomates		P	P	P		P				
VIANDES:										
Agneau		M		P		P				
Côte d'agneau		M		P			P			
Foie d'agneau		B		P		P	M			
Boeuf	P	M		P	P	P	P			
Côte de boeuf	M	B		P	P		P	P		
Coeur de boeuf	M	B		P	P		P	P		
Foie de boeuf	P	M		P	P		M			
Foie de canard		P		P			M		P	
Canard		P		P		P			P	
Porc		P		P		P				
Côte de porc		P		P			P			
Foie de porc		P		P	P	P	M	P		

ALIMENTS	Na	K	Ca	Mg	Fe	Zn	Cu	Mn	Co	Ni
VIANDES (suite):										
Gigot de mouton		P		P		P	P			
Veau	P	P		P		P			P	
Foie de veau	P	P		P	P		M	P	P	
Côte de veau	P	P		P	M		P		P	
Aile de poulet				P	P		P		P	
Cuisse de poulet				P	P	P			P	
Lard				P	P		P			
POISSONS/FRUITS DE MER:										
Algues laminaires	P	M	P	P	P	P	P	P	P	P
Colin	P	M		P		P				
Coquillages	M	M		P	P	P	M	P	P	
Crabe	P	M		P		P	P		P	
Crevette	P	M		P		P	P	P	P	
Hareng	P	M		P		P				
Homard	P	M		P			P		P	
Huitres	B	M		P	P	P	P	P	P	
Moules	M	M		P			M		P	
Saumon	P	M		P		P				
CONDIMENTS:										
Clou de girofle								P		
Curry							P			
Echalotte	P									
Gingembre								P		
Moutarde							P			
Graines de moutarde . . .			P		P					
Persil					P		P	P		
Poivre noir							P			
Sel							P			
FROMAGES/LAITAGES:										
Crème de fromage	M		B	M						
Fromage suisse	M		B	M	P					
Lait sec	P	P	B	P	P	P	P			
Lait écrémé sec	P	P	B	P	P	P	P			
Lait malté	P	P	B	P	P	P	P			
Petit lait	P	P	B	P	P	P	P			
Parmesan	P		B	M	P					
Roquefort	P		B	M	P					
Crème	M		P	M						
Beurre	B	P	P							
CEREALES:										
Blé			M	P		P	P			P
Farine de blé		P				P		P		
Germe de blé	P	P	P	B	P	P	P			
Son de blé					P	P	P	P		
Avoine			M		P	P		P		
Farine d'avoine			P			P	P			
Son d'avoine								P		
Maïs	P			P		P	P	P		
Flocon de maïs						P		P		

ALIMENTS	Na	K	Ca	Mg	Fe	Zn	Cu	Mn	Co	Ni
CEREALES (suite):										
Germe de maïs							P	P		
Orge	P		M	P				P		
Sarrasin				P				P		P
Sésame (graines)							P			P
Tournesol (graines) . . .							P			
Igname							P			
Riz					P		P	P		
Riz complet	P		M	M	P	P				P
Riz soufflé							P			
Pain blanc							P	P		
Pain complet			M	P	P	P	P	P		
Pain de seigle					P	P	P			
JUS DE FRUITS:										
Jus d'abricot		P								
Jus d'ananas		P								
Jus d'orange		P				P				
Jus de pamplemousse . . .		P				P				
Jus de pomme						P				
Jus de pruneau		P				P				
Jus de tomate		P								
DIVERS:										
Escargots								P		
Champignons							M			
Jaune d'oeuf	P	M	B	P	M	P		P		
Blanc d'oeuf	M	M		P		P				
Chocolat			M				P			
Cacao			B		P		P	P		
Café							P	P		
Thé							P	P		
Levure					P		P	P		
Beurre de noisette . . .						P				
Mélasse			B		M					
Sirop d'érable			P		P					
Confitures			P				P			
Miel		P		P	P					
Sucre de betterave . . .		P		P						
Macaroni								P		
Spaghetti								P		

CHAPITRE III

Symbolisme des métaux

1. Conception alchimique

« Tout ce qui est en haut est comme ce qui est en bas et tout ce qui est en bas est en haut. » Cet aphorisme est extrait de la *Table d'Emeraude* d'Hermès Trismégiste, véritable bible de l'alchimie.

Pour les alchimistes qui reconnaissaient sept métaux majeurs, chacun d'eux était formé sous l'influence des planètes : à l'or correspondait le **Soleil,** à l'argent la **Lune,** au mercure **Mercure,** au plomb **Saturne,** à l'étain **Jupiter,** au cuivre **Vénus** et au fer **Mars.**

Certes, le but avoué de l'alchimiste est la transmutation de métal vil en or, chose parfaitement réalisable de nos jours avec les accélérateurs de particules, mais en utilisant les forces naturelles à leur plus haut niveau, c'est-à-dire les forces spirituelles cosmiques. La *pierre philosophale* est alors la connaissance des forces spirituelles, éthériques et cosmiques qui régissent la matière. L'alchimiste, de nos jours, rejoint bon nombre de chercheurs bouleversés par les découvertes réalisées dans le domaine de l'infiniment petit.

Dès 1528, Paracelse lançait les bases d'une médecine par les métaux dérivant de la connaissance alchimique. A chaque planète correspond un organe ou une fonction organique (voir tableau p. 58). Selon la loi des semblables, le métal correspondant à la planète agira sur l'organe régi par cette même planète. En cas de problèmes cardio-vasculaires, c'est donc une préparation à base d'or qui agira. Encore faut-il *« rendre le fixe volatil et cet élément volatil le fixer sur une préparation qui sera assimilable »*. Là réside tout le mystère de la préparation alchimique qui consiste à transformer le métal pour ne garder de lui que la partie « vivante », « spirituelle », enfermée dans la matière.

Paracelse élabora ainsi des élixirs à base d'or, d'argent, d'antimoine en relation avec la terre... qui eurent la réputation de faire des miracles. Cette médecine « spagyrique » a les faveurs, encore de nos jours, d'un certain nombre de thérapeutes qui cherchent à reproduire les fameux élixirs.

2. Conception anthroposophique

« Des forces spirituelles sont emprisonnées comme par sortilège dans la substance du métal. » (Rudolf Steiner)

Rudolf Steiner, ce grand savant du début du siècle, maître à penser des « anthroposophes » dont l'influence s'exerce aussi bien dans le domaine médical, de l'architecture que de l'éducation des enfants, a brillamment repris les théories alchimiques.

Tout comme Paracelse son précurseur, Rudolf Steiner croit à la correspondance entre le cosmos et la matière, cette matière à qui nous attachons tant d'importance et qui n'est en définitive que l'emballage, la boîte contenant l'esprit. Quelle que soit la beauté de la boîte, qui penserait à ne garder qu'elle et à ignorer son contenu dont la valeur est toujours supérieure ? La boîte c'est la matière, par exemple un morceau de cuivre ; ce qu'elle contient est cette partie immatérielle, « spirituelle » qui est en relation avec les forces de la planète Vénus.

Prenons un autre exemple parmi les découvertes et applications technologiques de notre temps : la radio. Vous avez tous chez vous des *récepteurs* radio. Quand machinalement vous tournez le bouton de mise en marche, vous entendez des paroles ou de la musique qui ne sont que des vibrations immatérielles. Est-ce le récepteur radio qui est important, la matière qui le compose, ou le fait qu'il soit en relation avec une « planète » faite de la même matière et que l'on appelle un *émetteur ?*

Le récepteur peut d'ailleurs varier de forme, de grandeur ; il peut être très petit, tel celui de l'aventure extraordinaire arrivée à un Américain qui recevait une émission radio par l'intermédiaire du bridge que lui avait posé son dentiste : l'alliage métallique qui le composait entrait en résonance avec l'émetteur radio.

Peut-on refuser les théories alchimiques ou anthroposophiques et utiliser quotidiennement des techniques de pointe, résultats de notre évolution scientifique ? Pensez à l'homme primitif à qui l'on ferait écouter une émission radio ou regarder une émission télévisée. Pensez-vous qu'il s'intéresserait aux appareils de réception ou à ce qu'il entendrait ou verrait ? Il s'interrogerait sur la provenance magique de ces « esprits » qu'il peut entendre ou voir mais non toucher et, s'il lui arrivait de voir en chair et en os les personnages, il ne manquerait pas de faire un lien entre eux et les récepteurs.

C'est ce qu'ont fait, dès la plus haute antiquité, les Anciens qui avaient, par exemple, observé les relations entre la planète Vénus, le cuivre, les troubles digestifs. Ils avaient observé que les troubles digestifs étaient d'autant plus graves que la planète Vénus était visible et que le cuivre atténuait les troubles, son efficacité étant supérieure lorsque la planète était visible.

a) Expériences de Kolisko

« Tant que la matière reste à l'état solide, elle est soumise aux forces de la Terre, mais elle subit l'influence des planètes dès qu'elle passe à l'état liquide. » (R. Steiner)

Cette affirmation de Rudolf Steiner donna l'idée en 1920 à Mme Kolisko, éminente biologiste, d'une série d'expériences.

Comment se comporteraient des solutions de sels métalliques en solution aqueuse par rapport aux planètes qui sont censées leur correspondre ? L'expérience est simple et facile à mettre en œuvre : des solutions de sels métalliques sont réalisées à partir d'un gramme de sel pour cent grammes d'eau distillée.

Une quantité de solution de 10 cc est versée dans une coupelle et une feuille de papier-filtre est disposée dans la coupelle sous forme de cylindre, comme indiqué sur la figure 7.

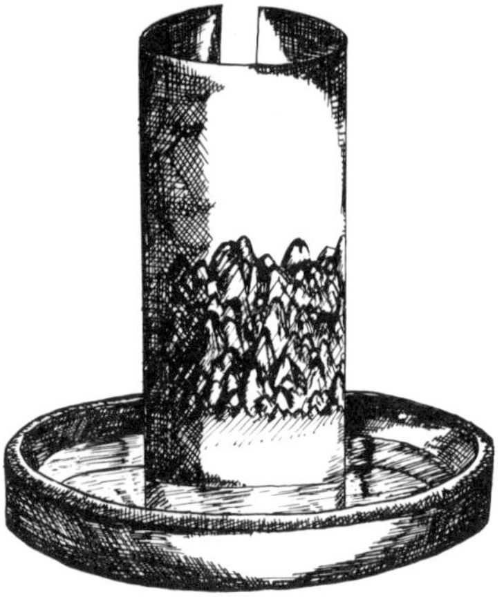

Figure 7
Expérience de Kolisko :
les solutions de sels métalliques tracent les dessins de la vie

Cette expérience est répétée des centaines de fois, les planètes concernées ayant à chaque fois des aspects différents. Mme Kolisko utilisa du :

— Chlorure d'or pour le Soleil.
— Nitrate d'argent pour la Lune.
— Chlorure d'étain pour Jupiter.

La migration du métal par capillarité permet d'obtenir de véritables dessins, témoins de forces cosmiques, que Mme Kolisko appela poétiquement le *« langage des étoiles »*.

Il est en effet incontestable, en observant ces dessins, qu'une influence planétaire affecte la migration du métal, les dessins étant très précis avant et après un phénomène, et inexistants pendant.

Ces expériences permirent les constatations suivantes :

1) *« Régulièrement et infailliblement, les changements attendus dans les images laissées par les sels métalliques sur le papier-filtre se produisent en même temps que les phénomènes célestes et seulement à ce moment-là. »*

2) *« Les événements célestes durent plus longtemps que ce qu'on en voit. »*

3) Lors d'une éclipse solaire, *« c'est le chaos », « plusieurs forces luttent pour assurer leur suprématie ».*

Une importante pluie de météorites qui eut lieu le 9 octobre 1933 apporta par ailleurs une heureuse confirmation de cette relation étroite entre métal et planète, les dessins du fer étant totalement bouleversés.

b) Expériences du docteur Faussurier

Le docteur-ingénieur André Faussurier, directeur du C.R.E.S.E. (Centre de réflexion et d'étude scientifique) de l'Institut catholique de Lyon, a repris les expériences de Mme Kolisko, réalisant plus de 60 000 chromatographies. Nous publions avec son aimable autorisation quelques photographies de *morphochromatogrammes* (nom donné par le docteur Faussurier). Vous pouvez ainsi vous-même juger de ce merveilleux *langage des formes* de la nature.

La simplicité de ces expériences fait que chacun d'entre vous, s'il le désire, peut les réaliser et participer ainsi à un mouvement de recherches marginales pouvant compléter la recherche officielle fondamentale pour une meilleure connaissance de notre Univers dans sa globalité et des subtiles « Energies de la Vie ».

« Le beau manifeste des lois secrètes de la nature, qui, sans cette révélation, nous demeureraient éternellement cachées. » (Goethe)

« Il est curieux de constater que nous connaissons mieux aujourd'hui le monde de l'infiniment petit que le monde macroscopique, comme si nous prétendions pouvoir comprendre entièrement un ensemble par ses parties. Les résultats de la morphochromatographie nous incitent à penser autrement et à considérer les formes comme un langage du tout, capable de nous exprimer ce dont la totalité est capable. » (Dr André Faussurier)

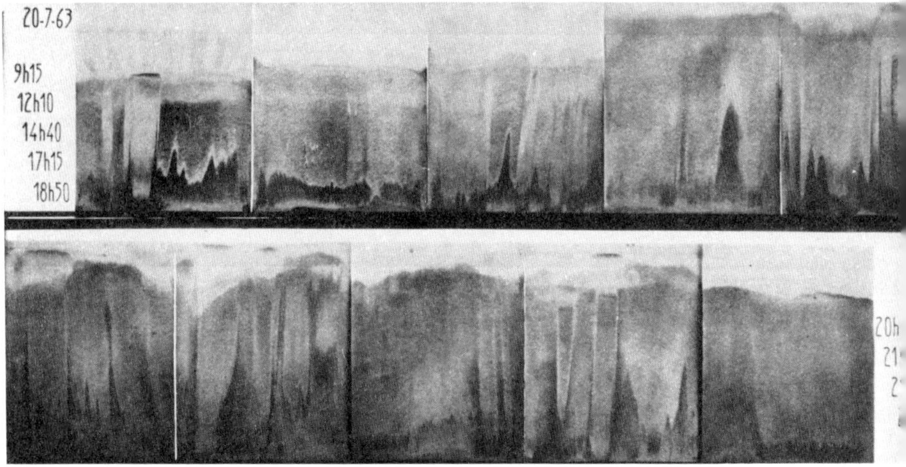

Série très perturbée de morphogrammes argent-or obtenus lors d'une éclipse solaire (doc. Dr Faussurier).

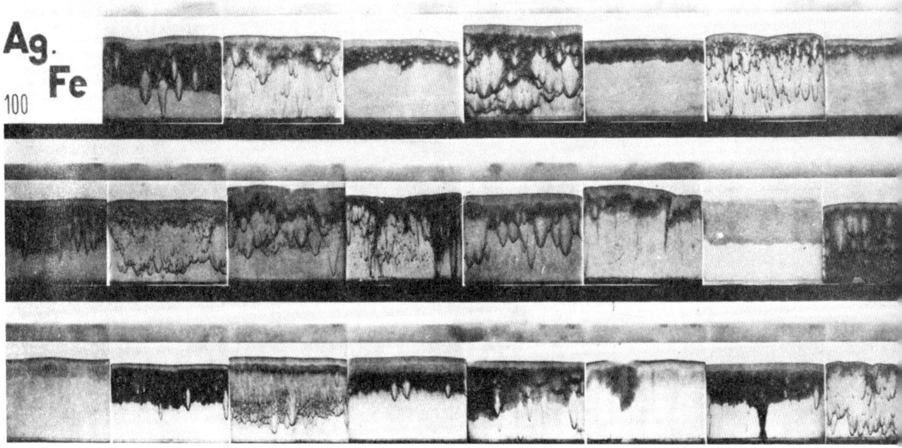

Série de morphogrammes obtenus à différents moments à partir d'une solution argent-fer (doc. Dr Faussurier).

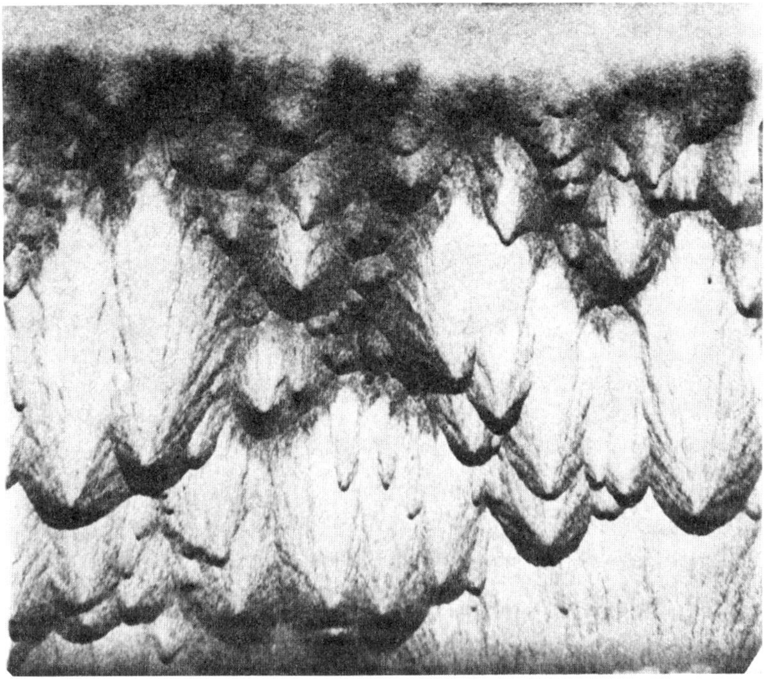

Morphogramme argent - fer.

c) Le double processus planétaire

Les expériences de Kolisko et de Faussurier permettent de conclure de façon certaine à l'influence planétaire sur la matière et principalement sur les métaux. Mais comment se manifeste cette influence et comment en tenir compte pour sa santé ? Laissons la parole à Rudolf Steiner :

« L'investigation spirituelle montre que les êtres vivants sont antérieurs au règne minéral, ayant d'abord existé sur le plan spirituel, l'existence physique étant le résultat d'un processus de

densification. Le règne minéral peut être considéré comme une sécrétion des êtres vivants. »

Selon vos croyances, votre formation, vous avez peut-être beaucoup de difficultés à admettre cette théorie ; elle repose pourtant sur de solides bases.

L'idée contraire de l'évolution, selon Darwin, qui voudrait que la vie soit née d'un assemblage fortuit de molécules (et qui est généralement admise), a été contestée par Lecomte du Noüy dès 1941 et, plus récemment, par W. Heitler, professeur de physique à l'Université de Zurich.

Donc, l'homme matière serait le résultat d'une densification qui commencerait dans les sphères cosmiques bien avant sa naissance et même sa procréation. Dans son voyage d'incarnation vers la Terre, l'esprit traverserait les différentes zones d'influence planétaire, formant ainsi progressivement son « corps astral » qui influencera à son tour le corps physique.

Si nous reprenons l'exemple de l'émetteur radio, sa zone d'influence n'est pas l'émetteur par lui-même, mais la zone de l'espace dans laquelle il est possible de capter l'émission.

Cette émission qui est caractéristique de la station de radio choisie pourra, dans toute sa zone d'influence, s'inscrire dans les particules métalliques d'une bande magnétique et ainsi être écoutée bien au-delà de ladite zone.

Différentes données enregistrées sur divers supports magnétiques peuvent être rassemblées afin de se compléter, comme les différents organes de notre corps se complètent pour donner naissance à un ensemble que l'on appelle *ordinateur*.

Ne représente-t-on pas souvent ces ordinateurs de plus en plus performants et qui remplacent de plus en plus l'homme dans ses activités comme un être humain d'une forme nouvelle ?

Nous savons que toutes les réalisations humaines ne sont que de pâles copies ou applications de la Nature et de ses Energies.

Revenons à présent à la théorie du double processus planétaire de Rudolf Steiner :

A compter de la naissance, le corps astral et le corps physique vont s'imbriquer étroitement, les influences planétaires se manifestant au niveau des organes qu'elles régissent.

Durant la première période de la Vie, période de construction physique, la matière va enserrer de plus en plus l'esprit : c'est la période d'**incarnation.** De la maturité jusqu'à la mort du corps physique, c'est un processus inverse qui s'engage et que l'on peut appeler processus d'**excarnation,** l'esprit se libérant progressivement de la matière pour enfin retraverser les différentes zones d'influence planétaire en sens inverse : c'est le double processus planétaire selon Rudolf Steiner (fig. 9, page suivante).

L'astrologie rend compte, en remontant le temps à compter de la date et du lieu de naissance, des diverses influences subies dans les zones d'influence planétaire en fonction des positions respectives des planètes lors de ce voyage d'incarnation. C'est pourquoi l'astrologie médicale peut être un précieux auxiliaire de la médecine, permettant de connaître dès la naissance, non seulement les forces mais surtout les faiblesses de l'organisme ainsi que les risques d'accidents de santé tout au long de sa vie.

Ce bilan astrologique peut permettre de pallier ses faiblesses en les connaissant et d'éviter ainsi au maximum les interventions thérapeutiques curatives en pratiquant régulièrement un « hygiénisme » personnalisé, une médecine préventive où les métaux ont un grand rôle à jouer, comme nous le verrons dans un prochain chapitre.

3. Etat dynamique

Comme l'a si bien démontré Hahnemann, le créateur de l'homéopathie, deux forces opposées peuvent se manifester dans un même produit selon la concentration de celui-ci ; c'est le principe même de l'homéopathie, **traiter le mal par le mal.**

Hahnemann a d'ailleurs expérimenté sur lui-même les dilutions qu'il avait réalisées avec le produit auparavant ingéré à dose

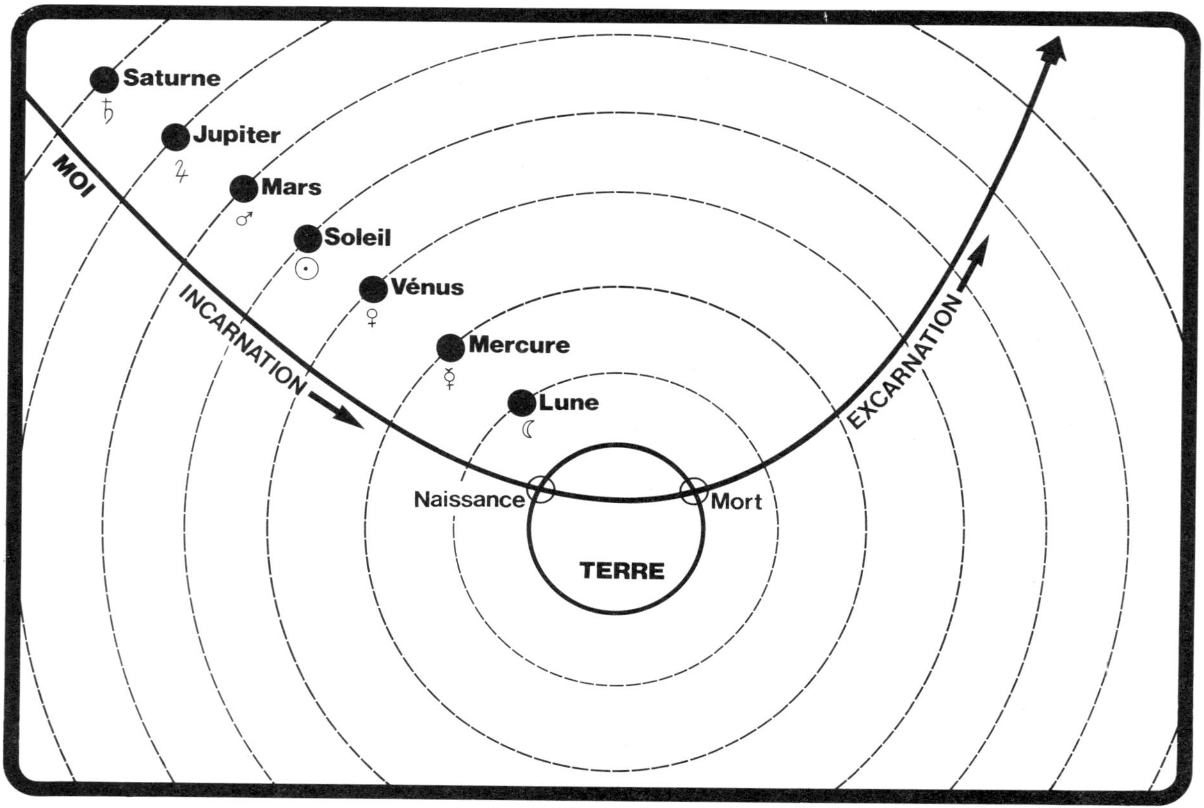

Fig. 9

Incarnation - Excarnation

Influence des planètes, selon Rudolf Steiner

toxique : par exemple, une ingestion de plomb à dose pondérale ayant provoqué une intoxication (saturnisme), celle-ci est enrayée par la prise de plomb à dose infinitésimale.

Quelle plus belle démonstration de l'efficacité d'une méthode en général et d'un médicament en particulier que de l'expérimenter sur soi-même et non sur des animaux de laboratoire !

Malgré cela, l'homéopathie a été contestée, combattue par la Science et la Médecine officielle au nom du grand principe : *« Cela ne peut exister »* puisque *« nos lois »* ne peuvent l'expliquer et ce, malgré l'évidence des résultats obtenus.

Qu'est-ce qu'une dilution homéopathique ?

Pour réaliser une *première centésimale* (1CH), on mélange 1 dose de substance active dans 99 doses de substance neutre (alcool ou sucre). Puis, très important, on provoque une agitation moléculaire que l'on appelle *sussution,* qui « dynamise » le produit obtenu. Cette opération de dynamisation sera effectuée entre chaque dilution.

Pour obtenir une *deuxième centésimale* (2CH), on prélève une dose de première centésimale que l'on mélange à nouveau à 99 doses de substance neutre. Le processus sera ensuite toujours le même, la *troisième centésimale* étant obtenue à partir de la deuxième.

Il faut reconnaître que très rapidement il ne reste pratiquement plus de produit d'origine puisqu'il est même possible de calculer qu'aux alentours de la *onzième centésimale* (dilution couramment utilisée) on ne trouve même plus une molécule. La molécule étant la plus petite entité d'un corps, l'homéopathie ne peut donc pas exister. C'est pourquoi cette médecine, tout comme l'alchimie, l'oligothérapie et bien d'autres disciplines de pointe, a subi les railleries de la « Science », disant qu'il suffirait de déverser une dose de produit dans la Seine à partir du pont de l'Alma et de prélever au Havre le médicament homéopathique !

Dès 1920, Mme Kolisko réalisa un certain nombre d'expériences conseillées par Rudolf Steiner qui démontraient de façon incontestable l'action des basses dilutions : une solution de sels métalliques est utilisée pour la germination de graines de blé. On constate tout d'abord une action paralysante sur la croissance pour de basses dilutions puis, en augmentant progressivement la dilution, on passe par une action nulle, puis une accélération de la croissance jusqu'à un maximum avant de revenir au point zéro et enfin, comme au début, une action paralysante.

Cette expérience, illustrée par le graphique nº 10, démontre donc, non seulement l'action des basses dilutions mais que cette action peut même s'inverser selon le degré de dilution. Plus récemment, ces expériences ont été reprises, en particulier en Allemagne par Heintz qui étudia l'action d'une solution diluée de sulfate de cuivre sur des daphnies, et qui arriva au même résultat.

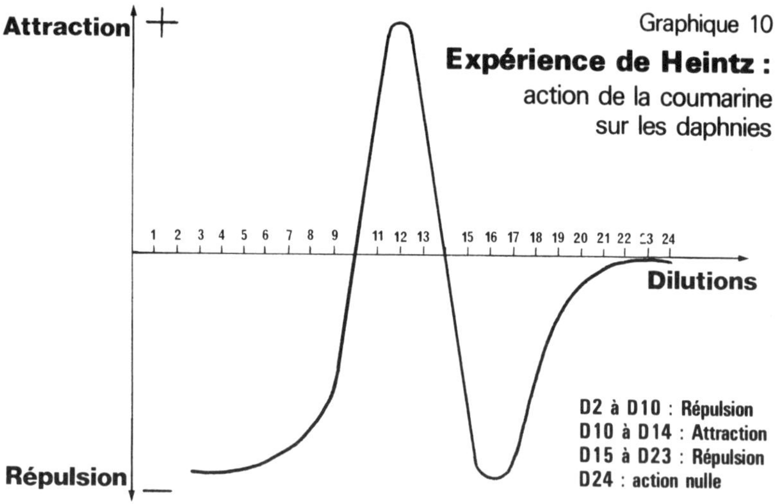

Graphique 10
Expérience de Heintz :
action de la coumarine
sur les daphnies

Ne rejoint-on pas l'alchimie en libérant le volatil ? Plus de matière — ou pratiquement plus — dans le médicament homéopathique, et une très grande influence de diverses techniques de dynamisation sur la qualité du produit.

4. Métaux et couleurs

De même que les métaux sont en relation avec une planète, ils correspondent chacun à une couleur (tableau 11). Par exemple le fer qui correspond à la planète Mars — la planète de l'action, de la guerre, la planète rouge — se verra naturellement attribuer cette couleur. Le rouge est d'ailleurs la couleur de la rouille, résultat de l'oxydation du fer, tout comme est rouge le sang dont l'hème de l'hémoglobine possède en son centre un ion de fer qui lui permet de remplir sa fonction d'oxydoréduction.

Nous constatons que matière, forme, couleur, fonction ne sont que la manifestation de forces vibratoires supérieures. La loi de résonance fait que tout ce qui est rouge (sang, rouille...) sera plus ou moins en relation avec l'émetteur cosmique Mars, de la même manière que tous les récepteurs radio qui sont branchés sur la même longueur d'onde recevront la même émission, quelles que soient leurs formes respectives.

5. Métaux et organes

Le tableau n° 11 nous indique également quels sont les organes correspondant à chaque métal et à chaque planète. C'est ainsi que nous retrouvons en correspondance avec le fer, donc avec Mars, la bile que les coléreux mettent à mal.

Si l'on observe ce tableau , on s'aperçoit que, dans la théorie d'incarnation des anthroposophes, les planètes « mettent en place » dans l'ordre :

— squelette et rate pour Saturne et le plomb ;
— muscles, cartilages, tissu conjonctif et foie pour Jupiter et l'étain ;
— la bile pour Mars et le fer ;
— cœur et artères pour le Soleil et l'or ;
— veines et reins pour Vénus et le cuivre ;

TABLEAU DES CORRESPONDANCES

METAL	PLANETE		COULEUR	JOUR	SYMBOLE	ORGANES
PLOMB	♄	Saturne	Indigo	Samedi	Sagesse	Squelette - rate
ETAIN	♃	Jupiter	Bleu	Jeudi	Bienveillance	Muscles - Cartilages - Tissus conjonctifs et adipeux - Foie
FER	♂	Mars	Rouge	Mardi	Energie	Vésicule biliaire
OR	☉	Soleil	Orange	Dimanche	Vie	Système cardio-vasculaire
CUIVRE	♀	Vénus	Jaune	Vendredi	Amour	Reins - Veines
MERCURE	☿	Mercure	Violet	Mercredi	Raison	Poumons - Lymphe Système nerveux - Glandes
ARGENT	☾	Lune	Vert	Lundi	Fécondité	Organes sexuels - Estomac Intestins - Peau

Tableau nº 11

— poumon, lymphe, système nerveux et glandes pour Mercure ;

— estomac, intestin et organes sexuels pour la Lune et l'argent.

La construction semble logique.

Les mains : le schéma n° 12 fait correspondre à chaque doigt une planète, donc un métal, un jour de la semaine, une couleur. Ces

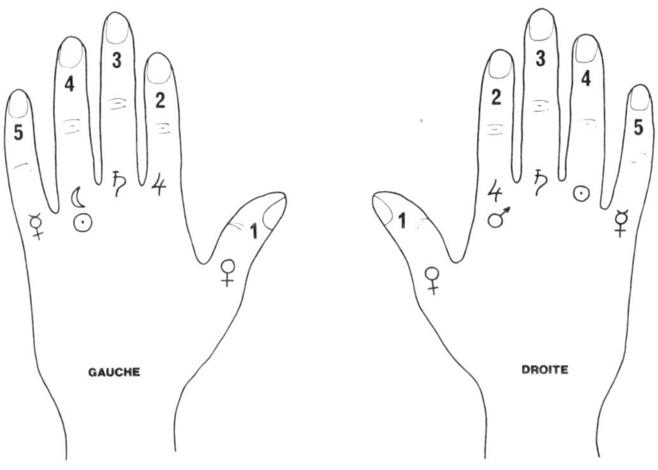

MAIN GAUCHE
1 **(Pouce) :** **CUIVRE** - Vénus - Jaune - Vendredi.
2 **(Index) :** **ETAIN** - Jupiter - Bleu - Jeudi.
3 **(Majeur) :** **PLOMB** - Saturne - Indigo - Samedi.
4 **(Annulaire) :** **ARGENT** - Lune - Vert - Lundi. **OR** - Soleil - Orange - Dimanche.
5 **(Auriculaire) :** **MERCURE** - Mercure - Violet - Mercredi.

MAIN DROITE
1 **(Pouce) :** **CUIVRE** - Vénus - Jaune - Vendredi.
2 **(Index) :** **ETAIN** - Jupiter - Bleu - Jeudi. **FER** - Mars - Rouge - Mardi.
3 **(Majeur) :** **PLOMB** - Saturne - Indigo - Samedi.
4 **(Annulaire) :** **OR** - Soleil - Orange - Dimanche.
5 **(Auriculaire) :** **MERCURE** - Mercure - Violet - Mercredi.

diverses correspondances peuvent permettre, en usage externe et préventif, d'accroître l'action d'un bijou comme nous le verrons dans un prochain chapitre.

*

* *

CORRESPONDANCES : SIGNES DU ZODIAQUE/METAUX	
Bélier	Fer forgé
Taureau	Cuivre
Gémeaux	Platine
Cancer	Argent
Lion	Or
Vierge	Platine ou argent
Balance	Or ou cuivre doré
Scorpion	Fer forgé
Sagittaire	Argent
Capricorne	Or rouge
Verseau	Or ou platine
Poissons	Platine ou argent

Tableau n° 13

CHAPITRE IV

Actions biologiques des métaux

Où sont situés les métaux au sein de l'organisme ? Quels rôles jouent-ils dans les processus biologiques ? Quelles sont les conséquences d'u'une carence ou d'un excès de métal dans l'organisme ?

Nous étudierons dans ce chapitre les métaux un par un, dans l'ordre de leur importance quantitative, et nous donnerons une réponse à chacune des questions énoncées ci-dessus chaque fois que les connaissances actuelles de la science le permettront. En effet, la liste des métaux jugés essentiels pour l'organisme s'allonge régulièrement, les progrès réalisés au niveau de la recherche permettant des dosages de plus en plus précis, donc de déceler des quantités de plus en plus infimes.

1. Sodium (Na)

Onzième élément du tableau de Mendeleïev, le **sodium** est un métal blanc et mou donnant un cation monovalent Na^+.

Associé au chlore (chlorure de sodium ou sel de cuisine), le sodium est l'un des éléments les plus répandus à la surface du globe, principalement dans les mers et les océans.

Très largement réparti dans l'organisme, il est plus abondant dans les liquides extracellulaires à l'état ionique. Toutes les cellules vivantes rejettent dans le liquide extracellulaire des ions sodium, par l'intermédiaire de systèmes de transport actif des ions que l'on appelle « pompes à sodium ». Ces « pompes » favorisent également la circulation des ions calcium vers l'extérieur de la cellule et des ions potassium et magnésium vers l'intérieur aboutissant à des concentrations ioniques différentes de part et d'autre de la membrane. Ce gradient de concentration est à l'origine de la différence de potentiel entre l'extérieur et l'intérieur de la cellule de — 80 mV environ : c'est le potentiel de membrane.

■ **Actions biologiques principales :** régulation ionique ; maintien de la pression osmotique ; rôle important dans la formation de la salive, de la bile et du suc pancréatique ; indispensable pour l'élimination de l'oxyde de carbone ; évite une perte importante d'eau de la cellule.

■ **Symptômes de carence :** il est très rare de constater une carence en sodium, son utilisation en cuisine étant plutôt excessive. Cette carence peut toutefois se produire à la suite d'une perte excessive de sodium par la sueur et les urines, dans certaines conditions climatiques, ou lors d'efforts particulièrement importants à l'occasion d'épreuves sportives.

Les conséquences de cette carence sont : désordres digestifs, débilité générale, baisse de poids, aigreurs dans l'appareil digestif, faible rétention d'eau, prédisposition à l'arthrite.

2. Potassium (K)

Dix-neuvième élément du tableau de Mendeleïev, le **potassium** est un solide de couleur blanche donnant un cation monovalent K^+.

Tout comme le sodium, le potassium est un macro-élément régulateur de l'organisme qui se trouve principalement dans le liquide intracellulaire où sa concentration ionique est plus importante que dans le liquide extracellulaire.

Le potassium peut être considéré comme le métal fondamental du tissu musculaire dont il assure l'élasticité. Il favorise la formation du glycogène dans les muscles et le cartilage. Il est un élément important du lait maternel, et sa concentration est très élevée dans les globules rouges.

■ **Actions biologiques principales :** essentiel pour l'activité musculaire ; maintient l'équilibre ionique ; favorise une croissance normale ; combat la constipation ; indispensable pour toutes les cellules du corps ; diminue les troubles du foie ; aide l'élimination des impuretés du sang par les reins ; augmente les capacités de récupération.

■ **Symptômes de carence :** arrêt du cœur en systole ; perte de contrôle musculaire ; digestion incomplète.

3. Calcium (Ca)

Vingtième élément, le **calcium** suit le potassium dans le tableau de Mendeleïev ; c'est un métal de couleur blanche donnant un cation bivalent Ca^{++}.

90 % du calcium contenu dans l'organisme humain est sous forme de carbonate phospho-calcique, constituant l'essentiel des os du squelette, y compris la denture. A l'état ionique, sa concentration est plus importante dans le milieu extracellulaire que dans la cellule elle-même, et son rôle est différent de celui des autres ions alcalins : inhibant certaines fonctions et en stimulant d'autres, il peut être comparé à un interrupteur.

La totalité du calcium de l'organisme est renouvelée en une période de six ans environ, et un apport journalier de calcium est nécessaire pour maintenir un bon équilibre de celui-ci.

L'apport de calcium est particulièrement important durant la grossesse, surtout pendant les deux derniers mois correspondant à la formation du squelette. Un apport de calcium très élevé est nécessaire durant la période de lactation et la première enfance.

Le magnésium sous forme de chlorure, ou mieux sous forme « dynamique », favorise l'assimilation du calcium par l'organisme.

La conquête de l'espace a permis de constater qu'en état d'apesanteur (les cellules ne subissant aucune pression) l'organisme humain se décalcifiait quelle que soit la richesse de l'alimentation en calcium. De même, un membre immobilisé se décalcifie, lors d'un plâtre par exemple. Ces constatations ont permis de découvrir l'effet « piézo-électrique » des cellules, c'est-à-dire l'action de micro-massages (réalisés par l'air lors des mouvements du corps) cellulaires qui favorisent les circulations ioniques et donc l'assimilation du calcium. Cette importante découverte a permis de mieux comprendre l'action des massages et des ondes électro-magnétiques. On peut donc accélérer la calcification d'un membre en utilisant l'une de ces deux techniques, la deuxième pouvant même être mise en œuvre durant la période d'immobilisation par le plâtre.

■ **Actions biologiques principales :** formation des os et des dents ; croissance ; coagulation du sang ; excitabilité neuro-musculaire ; perméabilité cellulaire ; métabolisme des vitamines ; stimulation enzymatique ; accroissement de la résistance de l'organisme.

■ **Symptômes de carence :** développement insuffisant du squelette et des dents ; ostéoporose ; caries dentaires ; tétanie ; nervosité ; atonie cardiaque ; sensibilité musculaire.

L'alimentation courante aux U.S.A. et en Angleterre est carencée en calcium plus qu'en tout autre métal.

4. Magnésium (Mg)

Douzième élément du tableau de Mendeleïev, le **magnésium** est un métal blanc d'argent donnant un cation bivalent Mg^{++}.

Le magnésium est très répandu à la surface de la Terre puisque, sous forme de carbonate double de magnésium et de calcium, il forme des montagnes entières, telles les Dolomites.

Dans l'organisme humain, il est le second cation intracellulaire. En dehors de l'os, réserve naturelle du magnésium qui en stocke

50 %, le magnésium se trouve plus particulièrement concentré dans les muscles (25 %), le foie, le système nerveux, les reins, les organes génitaux et le cerveau. A ce niveau, la substance grise et la moelle sont plus riches que la substance blanche.

Le magnésium est très étroitement lié au calcium dont il assure la fixation. Les théories de transmutations à basse énergie de Kervran permettent de mieux comprendre les liens existant entre ces deux métaux puisqu'ils sont capables de se transmuter, le magnésium ayant une grande affinité pour l'oxygène pouvant donner naissance à du calcium.

Ce métal, dont le rôle biologique est primordial, semble jouer un très grand rôle dans la protection contre le cancer puisque celui-ci est absent des régions où la concentration en magnésium est très importante dans l'eau.

L'emploi systématique et à outrance des engrais empêche les plantes de fixer le magnésium risquant d'entraîner des carences de ce métal très graves.

■ **Actions biologiques principales :** fixation du calcium ; activation de nombreuses enzymes ; production et maintenance de l'A.D.N. et de l'A.R.N. ; synthèse de nombreux acides aminés ; essentiel à la fécondation ; nécessaire à une contraction musculaire normale.

■ **Symptômes de carence :** hyperémotivité anxieuse ; tremblements, céphalées, insomnies ; crampes, crise tétanique ; crampes d'estomac ; battements irréguliers du cœur ; tendance au cancer.

5. Fer (Fe)

Vingt-sixième élément du tableau de Mendeleïev, le **fer** est un métal gris bleuâtre donnant un cation bivalent Fe^{++} ou trivalent Fe^{+++}.

Bien que le fer soit un métal très commun et très répandu, 25 % de la population des U.S.A. manque de fer car moins de 10 % du fer ingéré est assimilé par l'organisme. La présence dans l'estomac d'acide chlorhydrique, de vitamines C, E, et de la protéine gastroférine est indispensable pour une bonne assimilation de ce métal.

Le fer est réparti dans tous les tissus cellulaires et dans les composants de chaque cellule : noyau, protoplasme, enzymes...

■ **Actions biologiques principales :** transport de l'oxygène ; utilisation de l'oxygène ; phénomènes d'oxydoréduction.

■ **Symptômes de carence :** anémie ; pâleur ; fatigue anormale ; respiration courte ; manque d'appétit.

6. Zinc (Zn)

Trentième élément du tableau de Mendeleïev, le **zinc** est un métal blanc-bleuâtre donnant un cation bivalent Zn^{++}.

Le zinc est le métal-trace le plus abondant dans l'organisme après le fer. Il est toujours présent dans l'organisme humain, et la plus forte concentration se situe au niveau des organes sexuels et de la glande thyroïde. Il semble que le zinc, ainsi que le cuivre et le fer, s'accumule dans l'embryon avant la naissance, le foie de l'enfant en contenant trois fois plus que celui d'un adulte.

Le zinc apparaît comme un des métaux vraiment essentiels pour la santé.

■ **Actions biologiques principales :** respiration tissulaire ; absorption des vitamines (en particulier le complexe B) ; synthèse des acides nucléiques ; fonctionnement de la prostate ; composant de l'insuline et de plus de 25 enzymes.

■ **Symptômes de carence :** croissance limitée ; mauvaise assimilation intestinale ; prostatite, stérilité ; fatigue, infections ; perte de goût et d'olfaction ; possibilité de diabète.

7. Cuivre (Cu)

Vingt-neuvième élément du tableau de Mendeleïev, le **cuivre** est un métal de couleur rouge-brun donnant un cation monovalent Cu^{+} et un cation bivalent Cu^{++}.

Cuivre et fer sont des métaux complémentaires qui se trouvent souvent associés dans l'organisme, la présence de l'un étant indispensable à l'action de l'autre. Par exemple, dans le sérum sanguin, la concentration du cuivre représente **4 %** de celle du fer, mais le métabolisme du fer de l'hémoglobine ne peut se faire sans lui.

Chez les anémiques, la concentration en cuivre augmente en même temps que celle en fer diminue, ce qui proviendrait d'une déficience de fonctionnement du foie qui stocke le cuivre.

Le cuivre se trouve dans tous les tissus, et c'est un oligo-élément essentiel.

■ **Actions biologiques principales :** favorise l'assimilation du fer ; oxydation de la vitamine C ; métabolisme des protéines ; production d'A.R.N. ; formation de la myéline.

■ **Symptômes de carence :** anémie, faiblesse générale ; respiration défectueuse ; débilité générale ; boutons sur la peau.

8. Manganèse (Mn)

Vingt-cinquième élément du tableau de Mendeleïev, le **manganèse** est un métal grisâtre donnant un cation bivalent Mn^{++}. Le manganèse peut présenter également 3, 4, 6 ou 7 valences.

Catalyseur important, composant de nombreux enzymes, le manganèse est concentré dans le pancréas, le foie, la glande pituitaire et les reins. On le trouve également au niveau du cerveau et du cœur.

Durant la gestation, le manganèse passe dans le flot sanguin de l'embryon, et on le retrouve en quantité assez considérable dans les déjections du nouveau-né.

■ **Actions biologiques :** bonne utilisation du glucose ; essentiel à une bonne activité glandulaire ; synthèse des lipides et du cholestérol ; fonctionnement du pancréas ; prévention de la stérilité.

■ **Symptômes de carence :** croissance limitée ; faible respiration tissulaire ; faiblesse des ligaments et tendons ; manque de coordination tissulaire ; mauvais fonctionnement de reproduction ; risque de sclérose ; diabète possible.

9. Cobalt (Co)

Vingt-septième élément du tableau de Mendeleïev, le **cobalt** est un métal blanc-rougeâtre donnant un cation bivalent Co^{++} et un cation trivalent Co^{+++}.

Considéré comme un élément essentiel le cobalt fait partie intégrante de la vitamine B 12 (cobalamine) avec laquelle on le confond souvent.

L'alimentation carnée étant pratiquement la seule source de cobalt, les végétariens stricts peuvent présenter une carence en ce métal.

Le cobalt présente pratiquement les mêmes fonctions et les mêmes symptômes de carence que le fer auquel on se reportera. Un excès de cobalt se reconnaît à une hypertrophie de la glande thyroïde, cette affection étant très rare.

10. Chrome (Cr)

Vingt-quatrième élément du tableau de Mendeleïev, le **chrome** est un métal blanc donnant un cation bivalent Cr^{++}.

Le docteur Donsbath pense que le chrome deviendra un des

très importants oligo-éléments dans la catégorie des compléments alimentaires, les nombreux processus de raffinage des aliments éliminant presque totalement ce métal de notre alimentation.

L'addition de chrome à l'alimentation semble permettre de stopper le processus artérioscléreux en favorisant le métabolisme du glucose et en évitant une conversion en graisse.

■ **Actions biologiques principales :** favorise le métabolisme du glucose ; augmente l'efficacité de l'insuline ; stimule la synthèse des acides gras.

■ **Symptômes de carence :** intolérance au glucose ; artériosclérose.

11. Nickel (Ni)

Vingt-huitième élément du tableau de Mendeleïev, le **nickel** est un métal blanc grisâtre donnant un cation bivalent Ni^{++}.

Beaucoup plus représenté dans l'organisme que le cobalt, le nickel est surtout concentré dans le pancréas. Le nickel active plusieurs systèmes enzymatiques et il est un des éléments de l'A.R.N. Toutefois ses fonctions biologiques sont mal connues et son rôle dans l'alimentation humaine non déterminé.

12. Etain (Sn)

Cinquantième élément du tableau de Mendeleïev, l'**étain** est un métal blanc donnant un cation bivalent Sn^{++} ou tétravalent Sn^{++++}.

L'étain est nécessaire comme facteur de croissance mais le mécanisme biochimique n'en est pas encore connu.

L'étain a été trouvé dans de nombreux tissus humains, en

particulier dans les glandes surrénales, le cerveau, le foie, la glande thyroïde, la rate et la membrane muqueuse de la langue.

On ne connaît pas de problèmes de carence en étain.

13. Aluminium (Al)

Treizième élément du tableau de Mendeleïev, l'**aluminium** est un métal blanc-gris donnant un cation bivalent Al^{++}.

L'aluminium est un oligo-élément généralement distribué en quantités variables dans l'organisme humain. Les biochimistes ne savent pas si sa présence dans l'organisme est accidentelle ou si elle représente une nécessité.

■ **Effets toxiques :** l'usage d'ustensiles de cuisine en aluminium peut présenter un danger d'intoxication. En effet, les aliments cuits dans des récipients en aluminium peuvent en absorber de petites quantités.

■ **Symptômes d'intoxication :** constipation, coliques, nausées ; perte d'appétit ; spasmes des muscles des jambes ; perte d'énergie ; transpiration ; paralysie des nerfs moteurs.

14. Lithium (Li)

Troisième élément du tableau de Mendeleïev, le **lithium** est un métal donnant un cation monovalent Li^{+}.

Le lithium se trouve parfois dans les tissus de l'organisme mais son rôle est encore mal défini.

Il fait partie des oligo-éléments dont l'action thérapeutique est mieux connue que l'action biochimique. Pris seul ou associé à d'autres oligo-éléments, il est très efficace pour les maniaco-dépressifs et pour les troubles neuro-végétatifs.

15. Rubidium (Rb)

Trente-septième élément du tableau de Mendeleïev, le **rubidium** est un métal donnant un cation monovalent Rb^{+}.

Le rubidium, dont la présence dans les espèces végétales serait constante, est largement distribué dans les tissus humains, en particulier dans le foie de la femme où il se trouve en quantité supérieure durant la lactation.

Le rubidium est immédiatement absorbé par le protoplasme, mais ses propriétés biologiques sont encore mal connues.

16. Argent (Ag)

Quarante-septième élément du tableau de Mendeleïev, l'**argent** est un métal blanc brillant donnant un cation monovalent Ag^{+}.

Des traces d'argent sont décelées dans le foie, le sang, les ovaires, l'utérus, les amygdales et la glande thyroïde.

On ne lui connaît pas de fonction biologique précise dans l'organisme.

■ **Effets toxiques** : l'argent métallique n'est pas toxique, mais les sels d'argent (utilisés en photographie) peuvent provoquer une intoxication entraînant une coloration de la peau qui prend alors une teintc ardoisée.

17. Vanadium (V)

Vingt-troisième élément du tableau de Mendeleïev, le **vanadium** est un métal blanc donnant un cation de valence 3 V^{+++} et de valence 5 V^{5+}.

Essentiel pour une croissance normale, on le trouve très abondamment dans les produits de la mer, en particulier harengs et sardines.

Les scientifiques pensent que le vanadium a un rôle à jouer dans la prévention des maladies cardio-vasculaires.

18. Molybdène (Mo)

Quarante-deuxième élément du tableau de Mendeleïev, le **molybdène** est un métal blanc comme l'argent donnant un cation trivalent Mo^{+++}.

Entrant dans la composition de plusieurs enzymes essentielles, le molybdène aide à mobiliser les réserves de fer stockées dans le foie, et semble avoir un effet inhibiteur sur les caries.

19. Mercure (Hg)

Quatre-vingtième élément du tableau de Mendeleïev, le **mercure** est le seul métal liquide aux températures ordinaires.

Sa nécessité biologique est douteuse bien qu'on puisse le déceler au niveau du foie.

■ **Effets toxiques :** le mercure est de façon certaine un métal toxique pour l'homme bien qu'il ne présente aucun danger à faible quantité ; les aliments en contiennent normalement de faibles doses.

■ **Symptômes d'intoxication :** troubles digestifs ; ralentissement de l'excrétion ; paralysie avec contractures musculaires douloureuses ; démence ; perte de la faculté de parler.

20. Cadmium (Cd)

Quarante-huitième élément du tableau de Mendeleïev, le **cadmium** est un métal de la famille du zinc donnant un cation bivalent Cd^{++}

Très nocif, le cadmium prend la place du zinc dans les systèmes de stockage du corps. Ainsi, une nourriture carencée en zinc permettra à la concentration en cadmium de s'élever jusqu'à des doses toxiques.

Certains chercheurs pensent que le cadmium peut être responsable d'hypertension.

Le cadmium se trouve principalement dans le thé et le café dont une consommation excessive peut présenter un danger à ce niveau.

21. Plomb (Pb)

Quatre-vingt-deuxième élément du tableau de Mendeleïev, le **plomb** est un métal gris-bleuâtre donnant un cation bivalent Pb^{++}.

Nous terminons cette étude par le métal certainement le plus dangereux pour notre organisme et dont la pollution ne peut que s'amplifier dans les années à venir. Le plomb est en effet présent dans le carburant et se retrouve dans l'air que nous respirons. Le fait de fumer augmente par ailleurs de 25 % la quantité de plomb assimilée.

Le plomb remplace progressivement le calcium déficient de nos os, une alimentation riche en calcium aidant à prévenir ce risque.

■ **Symptômes d'intoxication** (saturnisme) : peau blafarde, muqueuses desséchées, enrouement ; coliques ; hyperactivité chez les enfants ; céphalées, pertes de mémoire ; paresse, manque d'ambition ; constipation ; névroses psychiques, dépressions ; paralysie ; sclérose des reins.

22. Or (Au)

Soixante-dix-neuvième élément du tableau de Mendeleïev, l'**or** est un métal précieux de couleur jaune donnant un cation bivalent Au^{++}

L'or n'a pas été décelé dans l'organisme humain et, de ce fait, il ne fait pas partie des métaux essentiels. Cependant, il a de tout temps été utilisé en thérapie, parfois avec excès, ses sels étant très toxiques. Ces abus ont entraîné des intoxications et même des accidents mortels.

L'or colloïdal, forme utilisée généralement en oligothérapie, ne présente aucune toxicité aux doses auxquelles il est utilisé.

■ **Symptômes d'intoxication :** congestions ; bouffées de chaleur ; palpitations ; otites chroniques ; ulcération ; mélancolie et tendance au suicide.

DEUXIEME PARTIE

métallothérapie

PRELIMINAIRES

L'utilisation thérapeutique des métaux

1. Panorama des applications

Bien que de tout temps les métaux aient été utilisés en thérapie, vous trouverez le terme de « métallothérapie » dans très peu de dictionnaires modernes. Ce fait mérite d'être signalé car, comme nous allons le voir dans ce chapitre, les métaux occupent une place de plus en plus importante dans de nombreuses disciplines médicales.

La métallothérapie c'est, littéralement, la **thérapie à l'aide des métaux,** c'est-à-dire prévenir ou soigner les maladies en utilisant les métaux sous diverses formes.

Les oligo-éléments, les médicaments homéopathiques, les eaux thermales agissent par voie interne et nous étudierons toutes les possibilités qu'offrent les métaux par cette voie dans le chapitre V.

Mais les métaux peuvent également agir de l'extérieur, sans être ingérés, leur action étant alors plus difficile à expliquer sur le plan scientifique. Et pourtant, les résultats sont là ! C'est pourquoi nous consacrerons une grande partie de cette étude à cette branche de la métallothérapie où se mélangent superstition, tradition populaire, bon sens et réalité scientifique. Eh oui, ce que la science a combattu, refusé au nom du *« cela ne peut pas exister »,* un jour une découverte, une expérimentation enfin réalisée permettent d'apporter les preuves irréfutables de leur efficacité évidente !

Tel est le cas des **bracelets de cuivre** si controversés — et cependant de plus en plus utilisés — qui ont vu leur efficacité démontrée par une très sérieuse étude réalisée en milieu hospitalier.

L'usage externe des métaux c'est également l'utilisation des aimants ou magnétothérapie et même l'usage des bijoux métalliques dont le choix ne devrait pas être laissé au hasard.

Mais auparavant, remontons aux sources de la métallothérapie pour connaître l'usage qui a été fait des métaux au cours des siècles dans diverses civilisations.

2. Historique

Il est possible de faire remonter la métallothérapie à la découverte des métaux, leur usage étant alors très empreint de symbolisme et de magie.

Nous avons vu que 6 000 ans avans Jésus-Christ les prêtres chaldéens faisaient porter aux malades des plaques métalliques dont le choix n'était pas laissé au hasard mais dépendait principalement de la relation présumée entre l'organe malade et les planètes, ainsi que du signe du zodiaque du malade.

Dans de nombreux pays les métaux étaient utilisés sous diverses formes (petits miroirs, colliers, bracelets...) pour protéger des maladies, éloigner les mauvaises influences. Certaines de ces croyances ont traversé les siècles et sont toujours appliquées et transmises par voie orale, de génération en génération, dans des ethnies qui ont su garder leurs traditions et qui sont peu influencées par le monde scientifique.

Médecine préventive ou superstition ? Gardons-nous de répondre, la majorité de ces traditions ayant disparu tout comme certaines pratiques médicales de « sorciers » en Afrique ou en Amérique latine, combattues par la médecine scientifique qui ne pouvait les accepter. Nous constatons cependant, de nos jours, que la science commence à s'intéresser à ces diverses techniques qui cachent souvent derrière le voile mystérieux des croyances religieuses une très grande connaissance des produits de la nature et de leur utilisation.

Il y a trois mille six cents ans, Mélampe d'Argos rendait à Iphidos, roi d'Argos, sa virilité perdue à l'aide d'une coupe de vin dans laquelle avait séjourné un morceau de fer, symbole de force. Il s'agissait peut-être là d'une des premières applications de l'oligothérapie, bien avant que les lois en soient découvertes.

Parmi les Anciens, Aristote, Galien, Paul d'Egine, Hippocrate, Avicenne attribuaient aux métaux des propriétés particulières dans le traitement des affections les plus diverses. Mais c'est à Paracelse que l'on peut attribuer la paternité de la métallothérapie, au début du XVIe siècle. En effet, ce médecin-alchimiste de génie qui donna son nom au zinc fut à l'origine de l'utilisation de nombreux métaux en thérapie :

— le plomb pour le pansement des plaies ;
— le fer pour l'anémie ;
— l'antimoine, sous forme de balle d'antimoine, considéré comme un remède universel et qui, malgré une interdiction par la faculté en 1566, se trouvait encore dans la pharmacie de nos grands-parents.

De Paracelse au début de notre siècle, les métaux eurent une grande place en médecine, passionnèrent de nombreux chercheurs et firent l'objet de nombreuses thèses et publications. Voici, en quelques dates et noms, la chronologie des découvertes en ce domaine :

1520 — Joannès Lange traite la chlorose.
1624 — Sydenham précise l'utilisation du fer.
1754 — Lenoble utilise des aimants artificiels.
1774 — Le père Hell se guérit d'un rhumatisme aigu par l'application d'aimants. Mesmer répète ces expériences.
1811 — Le docteur André-Jean Chrestien publie un *Traité de médecine iatroleptique* consacrant l'or en qualité d'anti-syphilitique puis d'antituberculeux.

1820 — Despine utilise des plaques métalliques de manière plus méthodique concluant à des phénomènes de nature électrique.

1848 — Burq réalise à la Salpêtrière les premières expériences scientifiques sur des malades privés de sensibilité par l'application de plaques métalliques diverses.

1876 — Discussion à la Société de biologie des expériences de Burq.

— Traitement des hystériques selon la méthode de Burq par Charcot et Dumontpallier.

— Réveillé et Burgrave utilisent le plomb pour le pansement des plaies.

1938 — Cody découvre la radiation secondaire du plomb.

Puis ce fut pour les métaux le purgatoire, les différentes découvertes de la science permettant de créer des produits de synthèse « adaptés » à l'action thérapeutique désirée, début du règne de la chimiothérapie, puis des maladies « iatrogènes », ces maladies provoquées par les médicaments eux-mêmes.

CHAPITRE V

Usages internes

Du breuvage « magique » dans lequel a séjourné un métal, jusqu'à l'oligothérapie moderne, de nombreuses préparations médicamenteuses ont été — et continuent d'être — préparées à l'aide de métaux. En réalité, la médecine a redécouvert depuis quelques années toutes les possibilités thérapeutiques qu'offraient les métaux.

C'est ainsi que nous les retrouvons aux places d'honneur dans l'arsenal thérapeutique des disciplines suivantes que nous allons étudier sommairement dans ce chapitre : l'oligothérapie, l'homéopathie, les sels biochimiques de Schussler, la lithothérapie, la médecine anthroposophique, les solutés injectables de Vernes, les compléments alimentaires, les eaux minérales, l'eau dynamisée, la magnésiothérapie.

Notre seul but est d'étudier globalement la place des métaux en thérapie interne, c'est pourquoi certaines disciplines seront traitées succinctement. De nombreux ouvrages spécialisés indiqués en bibliographie permettent d'approfondir chacune de ces spécialités.

1. L'oligothérapie

« Certaines substances appelées catalyseurs exercent par leur contact et leur seule présence une telle influence sur d'autres substances qu'il en résulte un ensemble d'effets chimiques. Des combinaisons sont dissoutes, d'autres au contraire vont se former,

sans que la substance dont la simple présence a provoqué la réaction y participe en quoi que ce soit. » Dès 1800, le chimiste suédois Berzelius avait donc, en étudiant la chimie des plantes, découvert l'importance des **catalyseurs.** Il fallut attendre les recherches de Gabriel Bertrand pour que l'action des doses infinitésimales soit reconnue.

En effet, jusqu'à la fin du XVIIIe siècle, on considéra comme des impuretés ces traces d'éléments qui ne représentaient pas plus de 0,02 % de l'organisme. Gabriel Bertrand démontra qu'en l'absence d'une quantité infime de manganèse et de cuivre, l'oxydation d'un polyphénol par la laccase devenait impossible.

C'est en partant de ces données expérimentales que le docteur Jacques Ménétrier jeta les bases de l'oligothérapie dès les années 1932, soutenant en 1939 une thèse portant le titre suivant : *Considérations sur les réceptivités aux maladies.* Ses travaux lui avaient permis de déterminer l'action catalytique spécifique de certains éléments, pour la majorité des métaux, à des doses égales ou inférieures au ppm (partie pour million), permettant une utilisation thérapeutique de ces éléments pour corriger des états dits « fonctionnels ». Mais le docteur Ménétrier avait constaté que des personnes ayant certains traits communs présentaient les mêmes faiblesses organiques et avaient tendance aux mêmes maladies. Qui plus est, certains oligo-éléments semblaient être actifs pour une même catégorie de personnes et pas pour d'autres.

Ces « tendances à la maladie » furent précisées par le docteur Ménétrier ainsi que les oligo-éléments correspondants : ce sont les **diathèses.**

Nous pouvons résumer ainsi les découvertes du docteur Ménétrier qui sont encore de nos jours les bases de l'oligothérapie, médecine de terrain, médecine fonctionnelle :

1) Il existe des « diathèses », ou tendance, à tel type de maladie.
2) A chaque diathèse correspond un ou plusieurs oligo-éléments agissant sur le « terrain ».
3) Les autres oligo-éléments pourront être utilisés pour une

action spécifique en complémentarité des oligo-éléments correspondant à la diathèse.

4) Les oligo-éléments doivent être administrés sous forme hautement assimilable (état dynamique), à des doses de l'ordre du millionième de gramme.

5) Les oligo-éléments sont dépourvus de toute toxicité.

6) Les oligo-éléments peuvent être le complément de n'importe quelle thérapie, en particulier de l'homéopathie.

a) Les diathèses

Voici une étude sommaire des cinq principales diathèses :

1) **L'allergique** (manganèse)

C'est la diathèse de la jeunesse, l'allergique, de nature énergique, ayant un grand besoin d'action et de dépense physique. Optimiste, confiant, il est toutefois facilement nerveux, irritable, emporté. Ayant du mal à « démarrer », il est plutôt du soir. Taillé à la hache, c'est un organisme robuste, carré, à la peau chaude et tiède.

Le terrain allergique ou arthritique prédispose aux affections suivantes : maux de tête à caractère périodique, rhinite, rhume des foins, affections de la peau (urticaire, eczéma), troubles nerveux, digestifs, intestinaux, cardiaques, blocage biliaire, légers troubles urinaires...

Le **manganèse,** parfois associé au **soufre** ou à l'**iode,** permet de corriger et d'éviter les différents symptômes auxquels est sujet l'allergique.

2) **L'hyposthénique** (manganèse-cuivre)

A l'opposé de l'allergique, l'hyposthénique est de nature calme, pondérée, équilibrée, semblant indifférent à tout. Connaissant ses limites physiques, il dose son effort étant sujet à la fatigue.

Le terrain hyposthénique prédispose à des affections consécutives à un hypofonctionnement : hypothyroïdie, fragilité des voies respiratoires, retard du développement, arthrose, obésité, cellulite, entéro-colite...

C'est alors l'association **manganèse-cuivre** qui permettra d'assainir ce terrain.

3) Le neuro-arthritique (manganèse-cobalt)

C'est généralement vers la cinquantaine que l'allergique évolue vers ce type de diathèse. Devenu anxieux, le neuro-arthritique est émotif, nerveux, dépressif ; il se sent vieux, se fatigue plus vite et manque de concentration et de mémoire.

Le neuro-arthritique subit les inconvénients d'un hyperfonctionnement, tout particulièrement aux niveaux cardiaque et circulatoire. Il est sujet aux affections suivantes : troubles de la circulation, hypertension spasmodique, maladies cardio-vasculaires, dystonie, ulcérations diverses, congestions...

Au **manganèse** de l'allergique sont alors associés le **cobalt,** et parfois le **soufre** et l'**iode.**

4) L'anergique (cuivre-or-argent)

L'anergique fonctionne en tout ou rien, la dépression suivant l'euphorie. Continuellement fatigué, il n'a plus de goût pour l'existence et il est parfois sujet à des idées suicidaires. L'état anergique est souvent le résultat de diverses agressions artificielles mal supportées qui provoquent de nombreux déséquilibres et un vieillissement prématuré de l'organisme, telles que : traitements chimiothérapiques, chocs opératoires, physiques ou moraux.

Le terrain anergique peut entraîner toutes les maladies graves : leucémies, ostéomyélites, cancers, rhumatismes aigus, tuberculose...

Dans le comportement anergique, l'effet de **cuivre-or-argent** est toujours positif et parfois spectaculaire quant à la rapidité de récupération, surtout chez les sujets jeunes.

5) Etat de désadaptation (zinc-cuivre)

Cette cinquième diathèse est plus exactement un syndrome de désadaptation endocrinien qui se caractérise par des manifestations fonctionnelles du type endocrinien et particulièrement hypophysaire. Cet état, qui se traduit par des « coups de pompes » épisodiques, vient se greffer sur les autres diathèses, et principalement sur l'allergique.

L'association **zinc-cuivre** permettra alors de régulariser ces dysfonctionnements.

b) Action des oligo-éléments

Nous savons que les métaux-trace dans l'organisme ont souvent un rôle catalytique puisque l'action de centaines d'enzymes dépend de leur présence en quantité infime. Un seul ion métallique est généralement suffisant pour animer une molécule d'enzyme composée de plusieurs dizaines, voire de centaines, d'atomes. C'est en quelque sorte la clé qui permet de remonter un automate afin qu'il exécute ce pourquoi il a été conçu.

Mais l'utilisation de telle association d'oligo-éléments et les résultats obtenus ne peuvent pas toujours s'expliquer au niveau enzymatique ; c'est pourquoi l'hypothèse du docteur Charles Mercier me paraît particulièrement intéressante : une « loi d'analogie » existerait, ayant pour résultat qu'un métal injecté dans l'organisme agirait qualitativement sur le même métal se trouvant déjà dans l'organisme, mais à l'état inactif.

c) Assimilation des oligo-éléments

Notre alimentation variée nous apporte normalement bien plus de minéraux que nous n'en avons besoin, et pourtant nous pouvons présenter des symptômes de carence. Notre organisme ne peut, dans les meilleures conditions, assimiler qu'un faible pourcentage des minéraux contenus dans les aliments. Ceux-ci sont en effet liés à des structures moléculaires d'où l'organisme doit les extraire en dépensant une certaine quantité d'énergie. C'est alors qu'un organisme déficient pourra présenter des symptômes de carence tout en ayant une alimentation normale.

Par ailleurs interviennent de plus en plus souvent des problèmes de blocages, ou « chélation », un *chélateur* étant une substance qui emprisonne, comme dans des pinces, le métal que l'organisme ne peut alors plus prendre. De nombreuses substances de synthèse ont une action chélatrice pour les éléments minéraux.

L'utilisation d'un nombre toujours croissant de substances de synthèse présente, à ce niveau, un réel danger pour notre santé.

Dans certains cas, les propriétés chélatrices de certaines substances peuvent être utilisées pour désintoxiquer l'organisme, par exemple en cas d'intoxication par les métaux lourds : plomb, mercure.

d) Comment prendre les oligo-éléments ?

Différents laboratoires proposent des préparations d'oligo-éléments sous forme de gluconates (Oligosol), associés à une molécule d'amylose (Granions), ou dynamisés à l'aide de différents procédés physiques (Bioligo). Dans chacun des cas, le but recherché est de permettre la libération de l'ion métallique afin que celui-ci puisse être immédiatement assimilé par l'organisme.

Chaque dose contient souvent moins d'un millième de gramme, et peut être prise par voie « perlinguale », c'est-à-dire sous la langue où les diastases salivaires dissocient la molécule et libèrent le métal. Dans certains cas, les oligo-éléments peuvent être injectés directement dans l'organisme.

Le répertoire thérapeutique que vous trouverez en fin d'ouvrage vous permettra de connaître, pour plus de 130 affections, les diverses possibilités qu'offre l'oligothérapie.

2. L'homéopathie

Serez-vous étonnés si je vous parle encore une fois d'Hippocrate, de Paracelse et d'alchimie à propos de l'homéopathie ? Je ne le pense pas.

En effet, en 1870, le docteur Samuel Hahnemann s'inspira du fameux « *similia similibus curantur* » d'Hippocrate que Paracelse exprimait ainsi : « *...il faut comprendre que l'homme et les choses externes entretiennent un certain accord ou similitude, de telle sorte qu'ils se conviennent et s'entraident... C'est le semblable qui doit être guéri avec le semblable* », pour jeter les bases de l'homéopathie. Hahnemann vérifie la loi de similitude sur lui-même, n'hésitant pas à s'intoxiquer par l'ingestion de fortes doses de poison, tel le plomb, et à combattre l'intoxication par de hautes dilutions du même produit.

L'homéopathie est, de nos jours, grâce à Hippocrate, Paracelse, Hahnemann et d'autres chercheurs plus obscurs, une **médecine de terrain non polluante universellement reconnue et utilisée avec succès.**

Et pourtant, durant des dizaines d'années, se sont liguées contre cette thérapie de nombreuses forces : railleries des scientifiques toujours au nom du « *cela ne peut pas exister* », refus et blocage de la part des tenants de la médecine officielle qui ne pouvaient accepter une telle remise en cause de leur « savoir » et de leur démarche face à la maladic.

En effet, l'homéopathie — considérant l'homme dans son ensemble — révolutionne la médecine en s'intéressant en premier lieu au terrain sur lequel se développe la maladic.

a) Une médecine de terrain

Lorsqu'un médecin traditionnel a diagnostiqué une défaillance de l'organisme, qui se traduit par exemple par une fabrication insuffisante de sucre, il cherchera généralement à combler cette carence en prescrivant, dans notre cas, la quantité de sucre manquant sous diverses formes. S'il juge la « machine à fabriquer le sucre » trop endommagée, il décidera éventuellement d'enlever la pièce défectueuse et, si cela est possible, de la remplacer.

Mais un organisme n'est pas une voiture automobile, et changer un foie ou bien un cœur pose des problèmes plus sérieux que de changer un joint de culasse, un piston ou une batterie.

Le médecin homéopathe constatera bien sûr également le dysfonctionnement de l'organisme au niveau de la fabrication de sucre, mais son raisonnement sera tout à fait différent : en effet, cette constatation ajoutée à d'autres qu'il aura pu faire, l'amènera à se poser la question : quel est le terrain favorisant ces affections ?

Afin de mieux comprendre cette notion de terrain, comparons notre organisme à une machine très complexe constituée de diverses parties ayant chacune une fonction bien précise (le système cardio-vasculaire assure la circulation des liquides, le système respiratoire la circulation des gaz, etc.) et toutes interdépendantes.

Nous pouvons considérer que cette imposante machine pourrait être installée soit sur un terrain argileux, soit sur un terrain sablonneux ou même marécageux, ce qui ne manquerait pas d'influencer différemment le fonctionnement de telle ou telle partie. C'est ainsi que, par exemple, dans un terrain argileux, la « machine à fabriquer le sucre » pourrait moins bien fonctionner que dans les autres terrains.

La solution est alors d'agir sur ce terrain pour l'assainir afin que les parties défectueuses puissent se remettre au travail normalement.

Cette image permet de comprendre cette notion de terrain si importante en homéopathie puisque le but de cette thérapie n'est pas de se substituer aux organes défectueux en faisant le travail à leur place — ce qui ne peut aboutir qu'à un affaiblissement encore plus grand de ces organes — mais de leur permettre de retrouver les conditions optimales de fonctionnement.

Nous retrouvons, tout comme en oligothérapie, quatre types de terrains ou *diathèses* que l'on peut définir ainsi :

1) La psore

La psore est une sorte d'auto-intoxication, d'incapacité à éliminer due en partie à un mode de vie sédentaire, à une mauvaise alimentation et, en partie, à une hérédité.

Eczéma, douleurs articulaires, difficultés de digestion et pertes blanches pour les femmes sont les premiers signes de la psore. Démangeaisons à l'anus témoignant d'un parasitisme intestinal, transpiration à l'odeur très forte, coup de pompe de 11 h en sont d'autres signes caractéristiques.

Si vous vous reconnaissez dans la description de ce terrain psorique, ce ne sont ni les antibiotiques, ni les désodorisants, ni le sucre qui pourront quelque chose pour vous ; bien au contraire, ils pourront vous entraîner vers des affections bien plus graves telles que diabète, dérèglement hormonal ou bien métrite pour les femmes.

Par contre, votre homéothérapeute pourra vous indiquer les médicaments homéopathiques capables d'assainir votre terrain et d'éviter ainsi tous les désagréments qui y sont liés.

2) Le tuberculinisme

Durant l'enfance, le tuberculinisme se manifeste par des rhumes, bronchites à répétition, rhino-pharyngites ainsi que par la rougeole et la coqueluche.

Un terrain tuberculinique c'est, pour l'homme, un système pileux peu développé et, pour la femme, une petite poitrine, des mains qui deviennent facilement blanches et une frilosité qui augmente avec l'âge, des poussées de fièvre inexpliquées, de la constipation, une tendance à la décalcification.

Si vous vous reconnaissez dans ce terrain, ne pensez pas que vous êtes destiné à contracter la tuberculose. Toutefois, si vous désirez éviter de voir vos mains blanchir, pouvoir enlever quelques pulls, attaquez-vous par l'homéopathie (avec l'aide de votre thérapeute) à votre terrain afin de l'assainir.

3) La sycose

La crainte de l'humidité est le premier signe caractéristique de la sycose. Cette crainte peut, à la longue, se traduire par un certain gonflement des tissus, de la cellulite.

Durant son enfance, le sycotique a tendance à avoir des verrues, des kystes, des tumeurs cutanées diverses. Sa peau est pâle, blafarde et sa transpiration est malodorante et même irritante.

Ce terrain, dont on a cru que le gonocoque était le seul responsable, peut être la conséquence de vaccinations antivarioliques répétées, de traitements à base de sérum ainsi que d'infections urinaires ou génitales.

4) Le luétisme

Terrain héréditaire, le luétisme est lié à la présence du *tréponème* (agent de la syphilis). Mais, tout comme pour le terrain tuberculinique, si votre terrain est luétique, cela ne veut pas dire que vous êtes atteint de syphilis. Par contre, cela veut dire que l'un de vos ascendants en a été atteint et que vous en avez gardé une certaine intoxication se traduisant par les symptômes suivants : sommeil difficile durant la première enfance, nervosité, tendance à la masturbation, aux vomissements acétonémiques ; tendance aux entorses, au noircissement des dents, nécrose consécutive à de simples otites, sinusites, oreillons ou scarlatine difficiles, fausses couches en sont d'autres signes caractéristiques.

Le médicament spécifique du terrain luétique est un métal dont on a vu l'importance à plus d'un titre : le mercure. *Mercurius* permettra donc d'assainir ce terrain, d'agir sur l'hérédité en stoppant la transmission, de génération en génération, d'affections parfois très graves.

b) Une médecine de l'énergie

Quelques mots seulement sur le médicament homéopathique obtenu par dilutions successives, chaque nouvelle dilution étant elle-même obtenue par le mélange d'une goutte de la précédente et de 99 gouttes de substance neutre. C'est ainsi que la 9e centésimale (9 CH) pourrait être représentée par le chiffre : 0,000000000000000001 ! Comment représenter une 30e centésimale (30 CH), dilution utilisée en homéopathie, et où est la matière d'origine ? S'il n'y a plus de matière, il est incontestable que son « esprit » est là. Il suffit de voir les résultats.

N'oublions pas qu'à chaque dilution l'on fait subir à la préparation une dynamisation dont Hahnemann parle en ces termes : *« Les secousses que l'on emploie en préparant des remèdes déterminent dans le mélange un changement d'une incroyable portée, et tellement salutaire au-delà de tout ce que l'on peut imaginer, que le développement et l'exaltation de la vertu dynamique des médicaments, qui en est la conséquence, méritent d'être au nombre des plus grandes découvertes de notre époque. »*

S'il n'y a plus (ou pratiquement plus) de matière dans le médicament homéopathique, comment peut-on expliquer les résultats obtenus ? Aucune des lois physiques actuellement connues ne le permet, ce qui fait l'affaire des détracteurs de l'homéopathie.

Bien que la réalité d'un phénomène soit la seule chose véritablement importante, essayons d'émettre une hypothèse d'action en fonction de diverses observations ou de travaux scientifiques parfois marginaux :

La matière n'est que la manifestation d'un phénomène vibratoire qui est la partie agissante. C'est pourquoi, dans certaines conditions, il est possible de préserver, de garder cette « énergie subtile » tout en enlevant la matière. Dans ces conditions, le produit est débarrassé d'une éventuelle toxicité due à la matière — pouvant provoquer de nouvelles maladies ou maladies iatrogènes — tout en gardant son action thérapeutique à des doses infinitésimales.

En 1933, un ingénieur français, L. Turenne, remarquable radiesthésiste, travailla en collaboration avec le docteur Rouy, élève du docteur Nebel de Lausanne.

Le résultat de ses travaux est particulièrement intéressant. En effet, ayant trouvé que tout corps pouvait être défini par une onde qui lui est propre, il s'aperçut que l'onde d'un corps donné pouvait être plus ou moins « dynamique », c'est-à-dire se mesurer à une distance plus ou moins grande du point d'émission. C'est ainsi qu'il découvrit que plus un produit était dilué, plus son « dynamisme » était grand. Il appelait *longueur d'onde* cette manifestation et déterminait que la même dilution de produits différents possédait la même longueur d'onde.

Par ailleurs, L. Turenne mesurait la vibration caractéristique émise par un corps quelconque qu'il traduisait par une certaine valeur appelée *hauteur d'onde*. En fonction de cette valeur, le corps ou le produit mesuré rentrait dans une des 7 familles d'ondes qu'il avait déterminées (chaque famille correspondant à une couleur de l'arc-en-ciel).

Ayant mesuré la hauteur d'onde de différents produits utilisés en thérapie (aussi bien allopathique qu'homéopathique) ainsi que celle d'organes et de maladies, il vérifia avec surprise la loi des semblables énoncée par Hahnemann au niveau vibratoire : **le médicament et la maladie ou l'organe sur lesquels il agit possèdent les mêmes caractéristiques vibratoires pouvant ainsi entrer en résonance.**

Dans cette hypothèse, quelle est l'importance de la dilution ? On peut imaginer que plus le produit est dilué, plus il est « dynamique », donc capable d'agir à un niveau plus éloigné, tout comme en radio les ondes courtes peuvent être entendues à des distances plus importantes que les grandes ondes.

Cela nous permet de mieux comprendre les différences d'action entre les diverses dilutions couramment utilisées en homéopathie.

C'est ainsi que :

— Une **4e centésimale** (4 CH) sera utilisée chaque fois que l'on désirera une action rapide : par exemple, en cas de piqûre d'abeille on prendra le plus rapidement possible *Apis mellifica* (venin d'abeille) en 4 CH.

— La **5e centésimale** (5 CH) est la dilution la plus utilisée. Elle permet d'agir à un niveau un peu moins superficiel que 4 CH tout en restant certainement au niveau matière.

— Les **dilutions moyennes** (7 à 11 CH) permettent déjà d'agir à des niveaux plus subtils et donc d'effectuer des corrections de terrain, pouvant ainsi s'attaquer aux problèmes de l'hérédité ou bien renforcer les faiblesses dues à des influences cosmiques.

— Les **hautes dilutions** (au-delà de la 15e CH) représentent des vibrations certainement très faibles mais capables d'agir à des distances considérables dans les niveaux éthériques.

Ces hautes dilutions ne peuvent être utilisées que dans certains cas. Il semble en effet nécessaire de procéder auparavant à une « dépollution » de l'organisme à l'aide de dilutions plus faibles afin que les premières puissent agir.

Imaginez par exemple un émetteur radio — représenté ici par le granule homéopathique — qui émettrait pour un récepteur (le malade) fort éloigné. Si l'un des organes du récepteur fonctionne mal, il faudra d'abord le réparer pour que l'émission subtile puisse être reçue.

L'homéopathie est donc une médecine énergétique facile à utiliser pour des affections courantes mais nécessitant l'intervention d'un thérapeute pour les traitements de fond, c'est-à-dire les traitements de terrain. La pratique d'une homéopathie familiale est même encouragée par la majorité des thérapeutes qui peuvent ainsi consacrer plus de temps aux problèmes sérieux.

Vous trouverez en bibliographie l'indication d'ouvrages homéopathiques pour un usage familial. Ces ouvrages vous permettront dans tous les cas d'intervenir avant l'arrivée du thérapeute et, bien souvent, d'être votre propre médecin, ceci sans danger, le médicament homéopathique étant dénué de toute toxicité.

Vous pourrez également utiliser l'index thérapeutique situé à la fin de cet ouvrage **bien que celui-ci ait été limité aux seuls médicaments homéopathiques faisant appel aux métaux.**

En effet, même si les métaux ont une grande place dans la pharmacopée homéopathique, celle-ci fait appel à des produits d'origine végétale ou organique en plus grand nombre. Vous remarquerez cependant qu'homéopathie et métallothérapie ne font souvent qu'un : *cuprum, plumbum, platina, aurum, argentum, calcarea, magnesia,* etc. étant largement utilisés.

c) Comment prendre le médicament homéopathique ?

Les médicaments homéopathiques se présentent sous diverses formes :

— Les **granules** que l'on doit mettre dans la bouche sans les toucher avec les doigts, en se servant du bouchon en plastique.
— Les **globules,** plus petits que les granules, se présentant dans de petits tubes sous forme de doses que l'on prend en une seule fois.
— Les **triturations** que l'on prend à l'aide d'une petite cuiller en plastique (le contact avec le métal est proscrit pour tout médicament homéopathique).
— Les **gouttes** (dilutions dans l'alcool) que l'on prend dans une petite quantité d'eau ou pures sur la langue. Les gouttes sont généralement des complexes de plusieurs produits complémentaires.
— Les **ampoules** buvables ou injectables.
— Les **suppositoires.**
— Les **comprimés.**
— Les **pommades.**

Il est nécessaire d'éviter, lors de traitements homéopathiques, l'usage de certains produits capables de nuire à l'action des médicaments : menthe, café, thé, alcool, tabac...

Les médicaments doivent être pris au moins une demi-heure avant les repas, ou bien loin de ceux-ci. Certains devront être pris le matin, d'autres le soir car leur activité dépend de l'heure à laquelle ils sont ingérés, ce qui prouve l'aspect énergétique de l'homéopathie sensible à l'ensemble des vibrations dans lesquelles nous baignons, à commencer par celles du cosmos.

En conclusion, l'homéopathie médecine de terrain non polluante, médecine énergétique, peut être considérée comme la médecine des temps futurs.

3. La magnésiothérapie

Nous avons vu dans l'étude des métaux (p. 64) l'importance du magnésium dont la carence peut entraîner des troubles très graves, et en premier lieu le cancer.

En 1914, le chirurgien Pierre Delbet se trouve confronté à un grave problème : la guerre décime les régiments et les plaies des blessés s'infectent régulièrement, cicatrisent mal et ce, malgré l'usage intensif d'antiseptiques. Persuadé que cet abus est en partie responsable de ces résultats désastreux, il recherche des produits naturels qui soient capables de renforcer la vitalité des cellules et des leucocytes qui pourront alors lutter contre les microbes et en triompher.

Après avoir expérimenté diverses solutions salines, il retient une solution à 12,1 % de chlorure de magnésium desséché. Cette solution, qui ne présente aucune toxicité, est alors utilisée en usage externe pour le lavage des plaies et pour humidifier les pansements.

Les résultats sont remarquables, et Pierre Delbet constate que cette même solution prise par voie interne à raison de 100 cc environ par jour améliore grandement l'état général. C'est la naissance de la **magnésiothérapie,** c'est-à-dire de l'usage du magnésium sous diverses formes pour lutter contre de nombreuses et diverses affections.

Le professeur Raymond Lautié, auteur d'un excellent ouvrage sur la magnésiothérapie (n° 79 bis de *Vie et Action*) juge préférable d'associer le magnésium à d'autres produits naturels afin de renforcer son action. Cette association permet d'avoir dans une même préparation :

— des ions, et principalement les ions magnésium ;
— des chlorophylles et des vitamines ;
— des arômes végétaux.

Vous trouverez dans son ouvrage des préparations à base de magnésium pour une centaine d'affections très diverses, allant des abcès au zona en passant par le cancer et la constipation.

Chaque pharmacie familiale devrait contenir dans une bouteille en verre, fermée de préférence à l'émeri, la solution de Pierre Delbet : il suffit de diluer dans un litre d'eau distillée ou à défaut d'Evian, de Volvic ou du Mont Roucous, 7,72 g de chlorure magnésien anhydre ou bien 12,1 g de chlorure trihydraté. On se procure très facilement le magnésium sous diverses formes en pharmacie ou bien en magasin de diététique.

Cette solution permettra, en cas de besoin, de laver les plaies sans altérer les tissus tout en favorisant naturellement la cicatrisation.

On pourra également l'utiliser en usage externe : en bains pour fortifier et délasser l'organisme ainsi que pour les rhumatismes, en pédiluves, en lavements contre la constipation et en association avec l'argile pour des cataplasmes ou des masques.

Une alimentation saine et équilibrée devrait apporter la quantité de magnésium nécessaire à l'organisme, ce métal étant très abondant dans de nombreux aliments comme vous pouvez le constater dans le tableau des aliments (p. 39).

Hélas ! Nous constatons une fois de plus que les procédés modernes de culture, de raffinage des aliments carencent les produits les plus courants en magnésium (tel est le cas du pain blanc).

C'est pourquoi, afin de renforcer l'organisme et de prévenir diverses affections dont le cancer, il est nécessaire de faire de temps en temps une cure de magnésium. Mais attention ! il ne faut pas tomber dans l'excès, le magnésium pouvant attaquer la flore intestinale. En cas de problèmes intestinaux, il est prudent d'arrêter la cure et de demander conseil à un thérapeute.

4. Les sels biochimiques de Schussler

« Les tissus sont malades parce que les cellules qui les constituent ne contiennent plus dans les proportions requises les substances minérales qui entrent dans leur constitution. Par l'apport progressif, et à faible dose, de ces substances, il sera permis aux

cellules de refaire leur structure et de recouvrer à nouveau leur vitalité. » Ainsi s'exprimait en 1873 le docteur Schussler dans son *Abrégé de thérapeutique biochimique*.

Au nombre de douze, les « sels biochimiques du docteur Schussler » ont pour but de régulariser les fonctions des tissus correspondants. Se présentant généralement sous forme de trituration dynamisée à la 3e centésimale (3 CH), ils permettent un apport direct à l'organisme d'éléments qui lui sont homogènes, l'homéopathie faisant souvent appel à des éléments hétérogènes ou étrangers à l'organisme.

Ne répondant pas à la loi des semblables, les sels de Schussler sont considérés comme des remèdes complémentaires pouvant être utilisés facilement à titre préventif.

Dix de ces sels sont métalliques :

— **Calcarea phosphorica** correspond au tissu osseux.

— **Calcarea fluorica** correspond au tissu fibreux.

— **Calcarea sulfurica** est le médicament des suppurations.

— **Ferrum phosphoricum** est le médicament des anémies.

— **Kali muriaticum** est le médicament des affections hémorragiques et des inflammations.

— **Kali sulfuricum** est le médicament de la peau.

— **Kali phosphoricum** est le médicament du cerveau, des muscles et des cellules nerveuses.

— **Magnesia phosphorica** est le médicament des nerfs et des muscles.

— **Natrum muriaticum** est un sel régulateur aux nombreuses actions.

— **Natrum sulfuricum** est un sel facilitant les éliminations.

— **Natrum phosphoricum** est indiqué pour les hyperacidités.

Le répertoire thérapeutique (en fin d'ouvrage) vous indiquera, pour quelques affections, les sels de Schussler que l'on peut utiliser, parfois seuls mais souvent associés les uns aux autres. L'utilisation des sels de Schussler en médecine familiale est décrite dans plusieurs ouvrages indiqués en bibliographie.

5. La lithothérapie

De même que la phytothérapie utilise généralement la plante entière plutôt que la substance active issue de la plante, **la lithothérapie utilise le minerai plutôt que le métal issu du minerai.** Cette thérapie, homéopathique par la présentation des médicaments (ampoules en D8 buvables), est très proche de l'oligothérapie.

Les docteurs Max Tétau et Claude Bergeret pensent toutefois qu'il est plus naturel d'utiliser le minerai dans son ensemble, certains constituants pouvant alors avoir un rôle déchélateur, et faciliter ainsi l'assimilation et l'action des métaux essentiels.

Signalons que le choix des minéraux s'est effectué en fonction de principes empiriques pouvant prêter à sourire à certains scientifiques : la *loi des signatures*. Cette loi consiste en une comparaison entre l'organe que l'on désire traiter et les éléments naturels susceptibles d'être utilisés d'après leur aspect morphologique (couleur, consistance, odeur). C'est ainsi que les créateurs de cette méthode ont sélectionné 31 minéraux, déterminé leur action thérapeutique probable et enfin expérimenté ces préparations en D8.

Parmi ces minéraux nous trouvons :
Adulaire contenant de l'aluminium.
Apatite contenant du fer et du calcium.
Azurite contenant du cuivre.
Barytine contenant du baryum.
Béryl contenant de l'aluminium et du béryllium.
Bétafite contenant de l'uranium.
Blende contenant du zinc.
Bornite contenant du cuivre et du fer.
Chalcopyrite contenant du cuivre, de l'or et du fer.
Diopside contenant du calcium et du magnésium.
Glauconie contenant du fer, de l'aluminium, du magnésium et du potassium.
Hématite contenant du fer.
Lazurite contenant de l'aluminium, du fer et du magnésium.
Lépidolite contenant du lithium, du fer et de l'aluminium.

Monazite contenant du thorium, cérium, lanthane et yttrium.
Pyrite de fer contenant du fer.
Pyrolusite contenant du manganèse.
Rhodonite contenant du manganèse.
Sodalite contenant du sodium.
Stibine contenant de l'étain.

6. La médecine anthroposophique

Quelle est la différence entre la médecine homéopathique et la médecine anthroposophique ? Les mêmes médicaments sont bien souvent utilisés dans les deux cas, le médecin anthroposophe préférant généralement les dilutions décimales (D) aux dilutions centésimales. Mais cette différence est minime. On peut dire qu'un médecin homéopathe est avant tout médecin, alors que le médecin anthroposophe est d'abord anthroposophe.

La médecine est en effet seulement un des volets de l'anthroposophie qui est d'abord une philosophie de la vie considérant l'homme comme partie intégrante de l'univers, régi par les grandes lois cosmiques. C'est pourquoi, la conception anthroposophique des influences planétaires et des métaux sur la vie (voir chap. III, § 2) est empreinte en même temps de conceptions alchimiques, de spiritualité, d'astrologie et de la loi des signatures.

En matière de thérapie, cette conception de la double influence planétaire (incarnation et excarnation) aboutit à l'utilisation d'un même métal pour des troubles opposés, l'un affectant un jeune, l'autre un vieillard.

Le répertoire thérapeutique indique, pour diverses affections, les formes médicamenteuses des métaux que le médecin anthroposophe utilise, indiquant lorsque c'est possible le degré de dilution à utiliser.

Si le choix de la dilution est très important, puisque nous avons vu que l'action pouvait s'inverser en fonction du degré de dilution, celui de la période de prise du médicament l'est autant.

En effet, diverses expériences, et en particulier celles de Kolisko, démontrent que le fer pris à la Saint-Michel est plus facilement assimilé par l'organisme et plus actif. C'est encore la *loi des signatures* qui nous permet de déterminer les dates les plus favorables pour un médicament ; dans le cas du fer, la Saint-Michel est la période de l'année où le plus de météorites pénètrent dans notre atmosphère.

Signalons encore que le médecin anthroposophe préfère, dans de nombreux cas, la forme minérale et surtout la forme végétabilisée au métal pur. Les laboratoires anthroposophes préparent les médicaments en respectant certaines lois de la nature afin que la substance utilisée puisse développer un maximum d'énergie.

L'ouvrage du docteur Bott, *Médecine anthroposophique*, permettra aux lecteurs séduits par cette médecine d'en savoir plus, mais il semble nécessaire, avant que d'utiliser cette thérapie, d'en acquérir l'esprit, la philosophie anthroposophique.

7. Les solutés injectables de Vernes

Peut-on traiter le cancer avec des métaux ? Le docteur Jacques Janet de Bordeaux, disciple du docteur Arthur Vernes — créateur de l'Institut prophylactique et de la méthode de *cancérométrie* portant son nom — nous répond : *« Oui, les métaux peuvent être souvent utilisés avec succès sur de nombreux cancers. »*

Avant de parler cancer et état de gravité de celui-ci, il est nécessaire de pouvoir le diagnostiquer et le doser. C'est ce que permet la *cancérométrie* du docteur Vernes qui, au moyen de bilans répétés, aboutit à la construction d'un graphique : le *cancérogramme* permettant de suivre l'état de la maladie.

Les travaux du docteur Vernes lui ont permis de constater que de nombreuses substances sont dotées d'une action inhibitrice sur la multiplication des cellules cancéreuses et, parmi ces substances, de nombreux métaux. Mais la période d'activité d'une substance est limitée, variable pour chaque malade, les mesures photométriques permettant d'en déterminer la limite. Ces constatations ont amené A. Vernes à administrer les médicaments l'un après l'autre, durant une courte période, ce mode de prescription étant appelé *brachèse*.

Avant la mise au point des solutés qui portent son nom, le docteur Vernes utilisait, en adjuvant à ses traitements, des métaux colloïdaux : argent, cuivre, or, platine, cuivre-or-argent principalement.

Un considérable travail de recherche et d'expérimentation lui a permis de mettre au point les « solutés injectables de Vernes » qui, prescrits selon les règles de la brachèse, c'est-à-dire l'un après l'autre durant une période de 7 à 10 jours, aboutissent aux *« premières guérisons de cancer par un traitement médical »*.

Voici la liste des sels métalliques entrant dans la composition des divers solutés à dose souvent inférieure à 0,1 mg : anhydride sélénieux, acide chloro-iridique, chlorure d'or, tétrachlorure de platine, sesquichlorure de chrome, nitrate d'uranyle, acide osmique, trichlorure de vanadium, chlorure de palladium, acétate de plomb, borate de sodium, chlorure de rhodium, chlorure de magnésium.

Signalons encore que la même quantité de plomb tolérée par un organisme sain est toxique pour un cancéreux, du fait de la résorption des toxines libérées par la destruction des cellules cancéreuses.

Le cuivre a également une action très intéressante sur de nombreux cancers puisqu'il infléchit favorablement la courbe d'évolution.

8. Les compléments alimentaires

Comme leur nom l'indique, les compléments alimentaires ont pour but un **apport qualitatif à l'alimentation de tous les jours** — sous une forme hautement assimilable — d'une substance ou d'un ensemble de substances précises. Ce complément alimentaire concerne très souvent les métaux, non pas, comme nous l'avons vu, que notre nourriture en soit dépourvue, mais parce que notre organisme ne peut les assimiler dans certains cas.

Ces compléments alimentaires se présentent sous forme **solide** (poudre, cachets) ou **liquide,** cette dernière forme présentant l'avantage d'une meilleure assimilation.

Nous ne pouvons ici étudier les différents compléments alimentaires qui se trouvent généralement sur les rayons diététiques, nous risquerions d'en oublier et nous manquons d'information sur certains.

Ils sont élaborés à partir des substances suivantes : eau de mer, algues diverses, extraits de plantes dynamisés, minéral végétabilisé...

Chacun de ces produits permet un apport minéral qualitatif, sans danger, et pouvant jouer un rôle préventif pour de nombreuses affections.

9. Les eaux minérales

La France est réputée pour son bon vin mais également pour ses eaux. On trouve en effet des « villes d'eau », ou stations thermales, dans plus de cinquante départements. Nous exportons également des quantités impressionnantes d'eau de table dans de nombreux pays du monde.

Laissons les eaux de table qui n'ont pas pour but un apport minéral, et intéressons-nous à toutes ces eaux qui ont des propriétés curatives justifiant, chaque année, une importante migration de « mal portants » vers les stations thermales.

Mais au fait, pourquoi toutes ces personnes qui font appel aux propriétés des eaux minérales vont-elles à grands frais dans les villes d'eau ? Ne serait-il pas plus simple de se faire expédier la quantité d'eau nécessaire à la cure et de la pratiquer confortablement chez soi, sous le contrôle de son médecin traitant ?

Bien sûr ce serait plus facile et moins onéreux, mais cela ne marche pas. Cette eau, qui au griffon a des propriétés curatives et qu'il faut consommer modérément n'étant pas dénuée de danger, aura perdu toute activité et pourra être consommée sans crainte quelques jours après sa mise en bouteille.

Les eaux thermales sont réputées pour être légèrement radioactives, certaines de leurs vertus étant expliquées par cette particularité. Mais quelle que soit l'explication scientifique que l'on puisse donner à ce phénomène, il nous faut constater que l'on retrouve toujours un état « dynamique » de la matière, un état activé, « énergétique », et qu'à l'opposé cette même matière peut être inerte, non active, non assimilable par l'organisme.

Phénomènes vibratoires affectant la matière au niveau atomique ? Transmutations à basse énergie ? Phénomènes de résonance et influences cosmiques ? Peu importe, l'important est d'être conscient du phénomène et non de l'expliquer ; de savoir reconnaître et utiliser les « états dynamiques ». Et puisque les eaux thermales sont « dynamiques » au griffon, allons les consommer — si nécessaire — là où la Nature les a fait jaillir.

Nous retrouvons, bien sûr, dans les eaux minérales de nombreux métaux qui confèrent aux eaux leurs propriétés. Parmi les métaux nous trouvons : **sodium, magnésium, potassium** et **calcium** accompagnés des oligo-éléments tels que **fer, aluminium, manganèse, lithium, cuivre, baryum, strontium, rubidium...**

En fonction de leur richesse minérale, les eaux sont ainsi classées en eaux bicarbonatées, sulfatées, carbonatées, ferrugineuses, chacune ayant une action spécifique, dépendant des oligo-éléments complémentaires.

10. L'eau dynamisée

Au début de notre siècle, un prêtre de la région dijonnaise, l'abbé Bignan, radiesthésiste et guérisseur, mettait au point un curieux appareil construit avec du cuivre et de la cire d'abeille pure.

A l'aide de cet appareil qui n'était rien d'autre qu'un condensateur variable avec comme diélectrique de la cire d'abeille (produit vivant) et des électrodes, l'abbé Bignan soigne. L'électrode est choisie en fonction de l'action souhaitée et, après un réglage du condensateur ayant pour but d'harmoniser les vibrations de la personne et du métal émetteur, celui-ci semble être à même de communiquer une certaine « énergie » spécifique capable de soulager, voire de guérir le patient.

Charlatanisme ? Certains le penseront, et pourtant des appareillages très sophistiqués utilisés en thérapie ont plusieurs points communs avec ce condensateur particulier.

Un ingénieur Arts et Métiers, Marcel Violet, connu en milieu hospitalier pour certaines de ses réalisations, ne pensa pas qu'il s'agissait là de charlatanisme, mais plutôt d'une découverte essentielle pour la vie qui risquait, comme beaucoup de découvertes, d'être raillée, combattue et discréditée. C'est pourquoi Marcel Violet a mis ses connaissances et sa fortune au service de cette découverte afin de lui donner les bases scientifiques indispensables dans notre civilisation à un crédit auprès des instances officielles et à une large publicité auprès du public.

Tout cela permit d'améliorer les appareils appelés « dynamiseurs », de réaliser de nombreuses expérimentations avec de l'eau dynamisée à l'aide de diverses électrodes.

De nombreux médecins ayant expérimenté cette eau dynamisée sur leurs malades attestèrent de son efficacité, si bien que l'Académie de médecine, en séance des 22 et 29 janvier 1957, conclua prudemment : *« L'eau dynamisée naturelle, prise en petite quantité, relève le tonus et renforce l'autodéfense, comme il appert des observations apportées... La commission reconnaît que par ce procédé, il est possible que des éléments favorables à la vie cellulaire soient apportés. »*

En résumé, ce procédé de dynamisation permet de faire un apport métallique qualitatif comparable à ceux réalisés en homéopathie, oligothérapie, anthroposophie et alchimie.

En effet, la charge dynamique obtenue par cette dynamisation semble être en rapport avec les forces cosmiques puisque des différences sensibles sont observées selon les positions planétaires.

Facile à mettre en œuvre, cette dynamisation permet, en jouant sur les électrodes, d'accroître l'autodéfense de l'organisme et de réaliser un apport spécifique de métal en fonction des besoins.

CHAPITRE VI

Les bracelets de cuivre

— *Tiens ! vous portez un bracelet de cuivre ?*

— *Ma belle-fille en porte également un ; elle me conseille de faire de même pour mes douleurs.*

— *Vous y croyez, vous ?*

Eh oui, ces réflexions à propos des bracelets de cuivre vous avez pu les faire ou les entendre puisque plusieurs millions de personnes en portent !

Désirez-vous porter, vous aussi, un bracelet de cuivre ? Si oui, vous aurez alors l'embarras du choix et pourrez en trouver dans la majorité des magasins de diététique, mais également dans certaines pharmacies malgré l'interdiction de vente (cela ne faisait pas très sérieux au milieu de l'arsenal chimiothérapique !), dans diverses manifestations commerciales (foires, marchés) où des artisans fabriquent devant vous de vrais bracelets en cuivre, ou par correspondance.

Quel crédit accorder à tout cela ? Le commerce du bracelet exploite-t-il la crédulité humaine, ou bien son essor prodigieux est-il dû à de réelles qualités thérapeutiques ?

Ouvrons donc le dossier des bracelets et analysons toutes les hypothèses avancées. En anticipant sur les résultats de cette analyse, et afin de ne pas vous faire plus attendre, nous pouvons vous rassurer et vous dire qu'**il existe des preuves irréfutables de l'action des bracelets.**

1. Quelques anecdotes

Avant de nous pencher sur de sérieuses études, amusons-nous un peu avec quelques anecdotes concernant les bracelets :

Tony, le mari de la princesse Margaret, portait, lors d'un passage à Paris, un bracelet de cuivre, ce qui ne manqua pas d'être remarqué et de donner naissance dans un magazine féminin à un imposant article.

De même, la revue *V.S.D.* publia en 1979 une photo du prince Philip tenant les rênes de l'attelage de cérémonie de la reine à l'occasion des championnats d'Angleterre des équipages dans le parc de Windsor. Bien visible au bras droit du prince, un bracelet de cuivre ; le journaliste faisait le commentaire suivant : *« ... mais bien que souffrant d'une crise d'arthrite qui l'oblige à porter un bracelet de cuivre au poignet droit... »*

Cette autre anecdote est empruntée à Jean Palaiseul, merveilleux conteur et défenseur des médecines naturelles ; il nous raconte comment un de ses amis médecins lui parla le plus sérieusement du monde des bracelets en cuivre, lui rapportant ce qu'un de ses collègues avait vécu vers 1950 au Congo : les hommes d'une tribu d'une région humide du Congo belge étaient perclus de rhumatismes alors que les femmes en étaient exemptes. Ce médecin pensa, après de nombreuses observations, que l'étrange protection dont jouissaient les femmes ne pouvait venir que des bracelets en cuivre qu'elles portaient toutes. Quand les hommes acceptèrent à leur tour de porter les mêmes bracelets, ils ignorèrent alors rhumatismes et douleurs.

On peut ainsi retrouver dans de nombreuses peuplades vivant dans des régions humides ou marécageuses l'usage de bracelets en cuivre, les indigènes s'enroulant parfois simplement un fil de cuivre autour du poignet (ou de la cheville) lorsque leurs occupations les mettent en contact avec l'eau. Interrogés sur la raison de cet accessoire bien souvent inesthétique, ils vous répondront que c'est pour *« protéger des douleurs »*. Ne leur demandez pas une explication, ils seraient incapables de vous la donner. *C'est ainsi, parce que les Anciens l'ont dit,* ou bien le sorcier, en faisant intervenir si nécessaire quelques « forces spirituelles » conférant alors au bracelet un caractère magique.

Jean Palaiseul lui-même, bien que sceptique au départ, essaya le bracelet de cuivre offert par son ami médecin et dut constater que ses douleurs rhumatismales étaient nettement soulagées.

Citons également l'histoire d'un pilote de l'air et d'une hôtesse qui partageaient la même incrédulité quant aux propriétés du bracelet mais qui, tous deux, souffraient suffisamment lorsqu'ils étaient en vol pour tenter une expérience. Signalons que l'un et l'autre ne se connaissaient pas, bien qu'ils fissent la même remarque : l'effet était spectaculaire lorsqu'ils étaient en vol, le bracelet semblant ôter instantanément les douleurs qui revenaient aussi vite une fois qu'il était enlevé.

Quelle explication donner dans ce cas-là ? Les conditions extrêmes (très haute altitude, cage de Faraday, conditions de pressurisation et de ionisation particulières) dans lesquelles se trouvaient ces personnes ont-elles rendu plus spectaculaires les effets ? Quoi qu'il en soit, ils ont été les premiers surpris de ces résultats.

Mais arrêtons là les anecdotes, fort nombreuses, concernant ces bracelets, pour essayer tout d'abord de comprendre pourquoi du cuivre ?

2. Pourquoi le cuivre ?

Nous savons que **le cuivre est l'un des plus importants oligo-éléments de l'organisme,** *quantitativement* puisqu'il vient tout de suite derrière le fer (pratiquement à égalité avec le zinc), mais surtout *qualitativement* puisqu'il active de nombreuses enzymes et qu'il est indispensable à l'action du fer.

Nous ne reviendrons pas sur les propriétés du cuivre, mais retenons seulement qu'il est effectivement utilisé en thérapie dans les cas d'arthroses et de douleurs.

3. Expérimentation du professeur Walker

Hélas, peu d'expérimentations ont été réalisées à ce niveau, ce qui donne encore plus d'importance à celle réalisée par les professeurs W.R. Walker et Daphne M. Keots à l'université de Newcastle Shortland, en Australie !

Ce sont les travaux de Sorenson à propos de l'efficacité de l'aspirate de cuivre et des chelates relatifs au cuivre qui déclenchèrent cette expérimentation. Sorenson écrivait alors : *« Et le mythe du bracelet de cuivre ? Y a-t-il quelque chose de valable dans le mythe populaire, selon lequel les bracelets de cuivre ont une grande valeur thérapeutique ? Si le cuivre est chélaté* in vivo *et si la forme de cuivre utilisée dans les bracelets est une forme qui agit, et si notre étude est correcte, cela fournirait une base rationnelle à l'affirmation selon laquelle* mon arthrite a disparu. »

Mais le docteur Sorenson, malgré sa grande ouverture d'esprit, n'expérimenta pas les bracelets. C'est donc le docteur Walker qui, à la lecture du rapport de Sorenson, décida d'apporter une réponse à son interrogation.

Des annonces passées dans la presse (septembre - octobre 1974) permirent d'obtenir un groupe expérimental de 323 personnes. Ce groupe se décomposait ainsi :

— 157 personnes portant déjà un bracelet indiquèrent que celui-ci avait eu une valeur thérapeutique sur leur arthrite ou leurs rhumatismes sans que la question leur eût été posée (à l'exception de 2 personnes) ;

— 166 personnes déclarant souffrir d'arthrite.

Parmi ce groupe, 240 sujets furent sélectionnés après étude de leur dossier médical avec l'aide d'un médecin chevronné se portant garant de l'authenticité de la description chimique de leur état.

a) Etude psychologique

On plaça au hasard ces 240 sujets dans trois groupes de

traitement comportant chacun un nombre égal de malades ayant déjà utilisé des bracelets et de malades n'en ayant jamais porté.

— Les sujets du premier groupe portèrent durant un mois un bracelet de cuivre pur pesant 14 g, puis le deuxième mois un bracelet de même aspect extérieur et même poids, mais en aluminium anodisé.

— Les sujets du deuxième groupe portèrent d'abord le bracelet placebo en aluminium, puis le bracelet en cuivre.

— Les sujets du troisième groupe ne portèrent rien.

Les résultats furent très positifs puisque sur 77 sujets qui portèrent les bracelets durant les 2 mois, 10 seulement virent leurs douleurs diminuer avec le bracelet placebo. Pour la majorité, il est donc incontestable que le bracelet en cuivre soulage.

Parmi le troisième groupe, 14 sujets qui portaient auparavant un bracelet ne supportèrent pas l'expérience et remirent leur bracelet rapidement. Un sujet sur deux, parmi les anciens porteurs de bracelets, virent leurs douleurs s'accroître tandis que, bien sûr, ceux qui n'en portaient pas auparavant ne virent aucune différence.

b) Diminution du poids des bracelets

Chacun des bracelets ayant servi pour l'expérimentation a été soigneusement pesé avant et après son utilisation. C'est ainsi que l'on a pu constater une perte de cuivre moyenne par mois d'utilisation de 13 mg pour un poids initial de 14 g.

Des expériences parallèles furent menées avec des bracelets de poids divers, portés aux chevilles ou aux poignets et durant des périodes variables. On constata que la diminution du poids est directement proportionnelle à la durée d'utilisation.

c) Recherche de cuivre dans la sueur humaine

Une analyse très précise de la sueur humaine avant et après le port du bracelet a permis de déterminer, de façon incontestable, que le cuivre se retrouvait dans la sueur qui vire au bleu, probablement en réagissant avec un des acides contenus dans la sueur, peut-être l'acide urique.

d) Le cuivre peut-il pénétrer dans l'organisme ?

La réponse est affirmative, le derme, selon Tregear, étant perméable, de façon appréciable, à toutes sortes de molécules, la résistance variant selon la taille de la molécule, de la nature du véhicule utilisé et de l'état de surface dermique sans être jamais négligeable.

Laissons au professeur W.R. Walker, à qui nous devons cette très intéressante étude, la conclusion en ces termes : *« Cette étude a prouvé que le cuivre du bracelet peut et doit se dissoudre, et se dissout, et qu'il doit être absorbé par le derme ; c'est ce qui explique l'effet thérapeutique, encore que mal cerné, qui s'ensuit. »*

4. Pourquoi des bracelets ouverts ?

L'expérience du professeur Walker démontre l'efficacité du cuivre en contact avec la peau. Les résultats seraient-ils identiques si les bracelets utilisés étaient fermés ?

Bien sûr, comme nous le verrons, tout métal en contact avec la peau peut agir, mais en ce qui concerne le bracelet tout le monde est unanime : le bracelet doit être ouvert, les extrémités ne doivent pas se toucher. Pourquoi ?

Eh bien tout d'abord, parce que cela « marche » dans un cas et moins dans l'autre ! Mais peut-être votre esprit rationnel refuse-t-il l'expérience de plusieurs générations, souhaitez-vous une explication plus scientifique ?

Cette explication nous allons la chercher dans l'œuvre d'un grand chercheur français, Georges Lakhovsky.

Signalons auparavant une expérimentation réalisée en 1953 par MM. P. Baranger et K. Filer sur plus de 350 animaux. Le but de l'expérimentation était d'étudier le rôle protecteur de bracelets de diverses matières, ouverts ou fermés, pour certaines maladies.

Le cuivre, l'or et le fer donnèrent de bons résultats avec des bracelets ouverts, mais des résultats moyens avec les mêmes bracelets fermés (40 % seulement).

a) L'oscillation cellulaire

Nous devons à Georges Lakhovsky, ingénieur et chercheur français des années 30, une théorie de l'oscillation cellulaire, révolutionnaire à cette époque, et qui fut saluée par les plus grands chercheurs du monde. Cette théorie, suivie par de nombreuses expérimentations, permit la mise au point de méthodes et d'appareils de thérapie aujourd'hui universellement utilisés.

Mais laissons tout d'abord la parole à Georges Lakhovsky : *« Dans la nature tout est vie parce que tout est vibration. » « La vie est née de vibrations, entretenue par des vibrations, disparaît en cas de déséquilibre oscillatoire. »*

« La cellule vivante est un petit oscillateur et résonateur électrique... La cellule vivante peut alors jouer le rôle d'un émetteur-récepteur d'ondes radio-électriques... la vibration du circuit oscillant est entretenue par l'énergie rayonnante des ondes E.M., telluriques et surtout cosmiques. »

Nous retrouvons là certaines notions déjà exprimées par les alchimistes, en d'autres termes bien sûr : c'est la loi des signatures, qui devient le phénomène de résonance, phénomène de base de l'émission et de la réception radio. Tout corps peut être défini par une vibration qui lui est propre. Cette vibration dépendra de la matière, de la forme et même de la couleur (par exemple, le rouge possède une certaine vibration caractéristique, donc tous les corps rouges pourront entrer en résonance).

Lorsque deux corps ont la même vibration, ils peuvent entrer en résonance, c'est-à-dire que toute manifestation de l'un pourra être ressentie par l'autre, même à très grande distance. C'est ainsi que lorsque vous réglez un poste récepteur de radio sur la fréquence d'un émetteur, vous recevez les émissions de cet émetteur, et uniquement celles-ci.

b) Qu'est-ce qu'un circuit oscillant ?

C'est, en électronique, l'association d'un enroulement de fils conducteurs (généralement du cuivre) que l'on appelle une *self* avec un *condensateur électrique* (composant électronique constitué par deux surfaces conductrices qui sont isolées l'une par rapport à l'autre) selon le schéma nº 14.

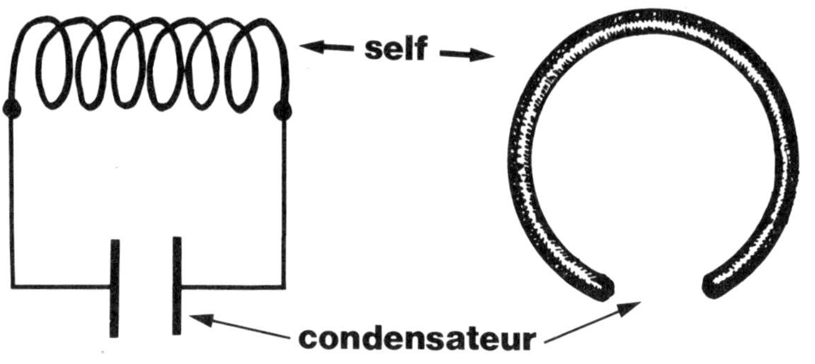

Circuit oscillant et bracelet ouvert

La particularité d'un circuit oscillant est sa fréquence de résonance qui dépend des valeurs des deux composants électroniques. Lorsque vous tournez le bouton de recherche de stations de votre poste récepteur, vous modifiez les valeurs d'un circuit oscillant, donc la fréquence de réception.

Si l'on observe un bracelet en cuivre, on s'aperçoit que celui-ci peut être comparé à un circuit oscillant : le bracelet par lui-même c'est la *self,* ne comportant qu'une seule spire, et les deux extrémités du bracelet isolées l'une de l'autre par l'air qui les sépare, c'est le condensateur. Donc ce bracelet sera capable, de par sa forme, de se comporter comme un récepteur.

c) La cellule émetteur-récepteur

Georges Lakhovsky compara certains éléments constitutifs de la cellule à des circuits oscillants, en particulier les chromosomes. Il pensait alors que chacun de ces mini-récepteurs radio biologiques pouvait recevoir des émetteurs cosmiques, des messages radio essentiels à la vie.

Il est troublant de constater que les molécules d'A.D.N. et d'A.R.N. ont une structure en hélice tout à fait comparable à celle d'une self, ce que Lakhovsky ignorait de son temps.

d) Expérience du pélargonium

Georges Lakhovsky pensait qu'une cellule malade est une cellule ne recevant pas assez d'énergie et qu'il était donc possible de la guérir en augmentant sa réceptivité.

Afin de vérifier ses théories, il démarra le 4 décembre 1924 l'expérience suivante dans les laboratoires de l'hôpital de la Salpêtrière :

Une série de géraniums inoculés avec le *bacterium tumefaciens* est disposée dans des pots séparés. Au bout d'un mois unc tumeur s'est développée sur chaque tige.

Une spire circulaire en cuivre nu de 2,5 mm^2 de section et d'un diamètre de 30 cm est alors disposée autour d'une tige, tenue par un bâton d'ébonite (isolant électrique).

Au bout de quinze jours, tous les géraniums inoculés étaient morts à l'exception de ceux ayant la spire de cuivre, dont la tumeur avait disparu et qui, deux ans après, avaient une taille double de celle des géraniums non inoculés du même âge.

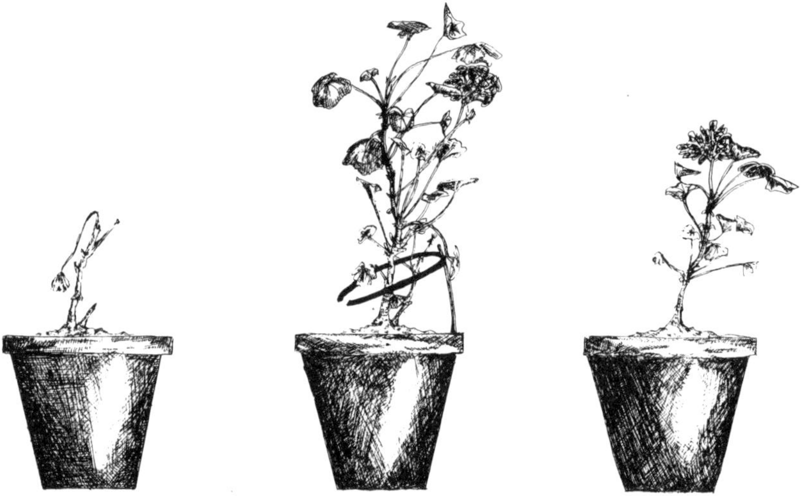

Témoin inoculé mort — Sujet inoculé et traité avec une spire de cuivre — Témoin non inoculé (développement moindre que le sujet traité)

Expérience de Georges Lakhovsky (La Salpêtrière, 1924)

Cette expérience fut reprise, avec toujours les mêmes résultats, dans différents laboratoires, tant en France qu'à l'étranger.

e) Les bracelets et colliers Lakhovsky

A la suite de cette expérience, Georges Lakhovsky pensa que le même résultat pouvait être obtenu sur les humains. Il réalisa des bracelets et des colliers répondant aux normes qu'il avait définies, c'est-à-dire correspondant à un circuit ouvert. Ces bracelets réalisés avec des fils de différents métaux (cuivre-argent-étain-or) isolés dans des gaines de plastique étaient portés au poignet ou autour du cou.

Expérimentés dans de nombreux services, ils soulagèrent bien des personnes, ainsi que l'attestent les comptes rendus de médecins et professeurs publiés dans les différents ouvrages de Georges Lakhovski.

C'est en partant de cette découverte que fut mis au point par Lakhovski un émetteur d'ondes hertziennes, ancêtre des nombreux appareils utilisés de nos jours en bio-électronique médicale, avec lequel il traita à la Salpêtrière de nombreux cancéreux.

Il est intéressant de noter que la première indication de ces appareils émetteurs d'ondes est la douleur, tout comme les bracelets.

f) Germination des graines

Afin de démontrer que les spires ouvertes avaient une action favorable sur la vie, des expériences de germination furent entreprises de la manière suivante :

Un nombre déterminé de graines est disposé sous une spire ouverte, la même quantité des mêmes graines étant disposée en témoin. La germination des graines est surveillée chaque jour, et l'on note le pourcentage de graines germées. Cette expérience est réalisée avec divers métaux et diverses graines.

Les résultats peuvent se résumer ainsi :

1) Dans tous les cas, les graines germent plus vite et en plus grand nombre sous la spire.

2) Le cuivre donne les meilleurs résultats.

Notons que parmi les expérimentateurs récents, Jean Pagot, ingénieur, a expérimenté une spire en bois. Les résultats obtenus permettent de penser, qu'en dehors de l'influence du matériau choisi, il existe une influence qui est due essentiellement à la forme du bracelet.

g) Traitement d'un arbre à l'aide d'un anneau de cuivre

Jean Pagot nous raconte dans son ouvrage comment un magnolia qui dépérissait (les produits chimiques conseillés par le spécialiste semblant plutôt accélérer sa mort) fut sauvé par un anneau de cuivre placé autour du tronc. L'anneau était disposé selon

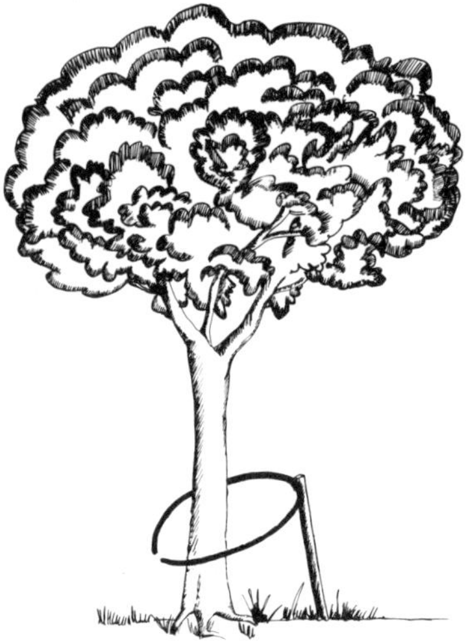

Figure 16

Expérience de l'arbre malade

une spire de cuivre ouverte est placée autour du tronc de l'arbre malade.

le schéma n° 16, faisant avec l'horizontale un angle de 10°, la partie ouverte dirigée vers le Nord.

*

* *

L'ensemble de ces expériences, que nous devons à Georges Lakhovsky, nous permet de penser qu'en plus de l'action propre au cuivre il existe une action propre à la forme du bracelet.

L'explication de Lakhovsky est-elle la bonne ? Dans tous les cas ses hypothèses ont permis de constater, lors des expériences, l'action indéniable de spires ouvertes sur la vie.

Certaines personnes pensent que la peau court-circuite le bracelet et que, de ce fait, il n'y a pas d'effet Lakhovsky. Mais un bracelet n'est jamais ajusté au poignet et ainsi les extrémités ne sont pas toujours en contact avec la peau ; il est donc probable qu'il puisse agir comme un oscillateur.

5. Les bracelets, régulateurs électriques

Parmi les propriétés que l'on prête aux bracelets, il nous reste à analyser celle de régulateur des charges électriques du corps. Qu'en est-il exactement ?

Nous savons que chacune des cellules qui composent notre corps est le siège de phénomènes électriques où les ions métalliques jouent un rôle important. Depuis fort longtemps, nous savons mesurer ces micro-courants électriques et les différences de potentiels de part et d'autre de la membrane cellulaire.

Un médecin niçois, le docteur Jean-Pierre Maschi, prit conscience dès 1964 d'une importante pollution menaçant notre civilisation : la pollution électrique.

La théorie du docteur Jean-Pierre Maschi est en fait très simple et évidente (lorsqu'un autre l'a énoncée) : l'homme est une immense machine électrique, ou plus exactement un complexe de milliards de machines électriques. Comme toute machine électrique, nos cellules sont conçues pour fonctionner sous une certaine tension et ne peuvent supporter de grandes différences de potentiel.

A l'origine, l'homme marche le plus souvent pieds nus à même le sol, si bien qu'une régulation s'effectue par la terre, c'est-à-dire qu'en cas de surcharge électrique celle-ci ne s'accumule pas dans l'organisme au risque d'y provoquer des dommages.

Hélas ! notre civilisation ne se préoccupe pas de ces considérations. Tout contribue, comme le signale le docteur Maschi — et avec lui de nombreux savants du monde entier — à **nous électrocuter lentement** :

— les chaussures nous isolent du sol ;

— nous marchons, qui plus est, sur des surfaces isolantes et bien souvent synthétiques donc électrostatiques ;

— nos vêtements synthétiques attirent encore plus l'électricité ;

— l'environnement électrique est de plus en plus important (lignes à haute tension, centrales, moteurs divers...) ;

— nous vivons dans des cages de Faraday et parfois à des distances considérables du sol.

Le résultat ? Des maladies « de civilisation » dues à cette électrocution lente : douleurs articulaires, maux de tête, sclérose en plaques...

Une hygiène électrique s'impose donc, tout particulièrement pour les « personnes baromètres » dont les douleurs augmentent à l'approche d'un orage, signe d'une sensibilité électrique. Les règles de cette hygiène électrique sont fort simples :

— éviter toute fibre synthétique, s'habiller de laine, de coton, de lin ;

— se « mettre à la terre » le plus souvent possible, surtout après avoir séjourné dans des immeubles en fer ou béton armé, sur des moquettes synthétiques, dans un air trop sec et climatisé, à une hauteur correspondant à plus de quatre étages ; cette mise à la terre pouvant se faire :

1. En marchant pieds nus sur une pelouse ou sur du sable mouillé (pas facile pour beaucoup de citadins !) ;

2. Se doucher longuement en souhaitant que la canalisation soit métallique et donc en liaison avec la terre ;

3. En reliant une plaque de cuivre à la terre et en mettant ses pieds dessus ;

4. En utilisant un négativeur.

En plus des conseils d'hygiène, lorsque l'état de santé le nécessite, le docteur Maschi fait porter dans une ceinture des poudres de minéraux (contenant donc des métaux), dans le but de rétablir l'équilibre électromagnétique de l'organisme. Des frictions avec une solution à base de chlorure de magnésium et une pommade à base de sulfate de cuivre complètent parfois ce traitement.

Cette technique, dénommée la *maschithérapie*, du nom de son créateur, fait donc largement appel aux métaux.

Le docteur Maschi a obtenu grâce à cette méthode d'excellents résultats, en particulier sur la sclérose en plaque, ce qui lui a valu d'être appelé le *docteur miracle*, et en même temps... radié de l'Ordre des médecins !

6. En conclusion

1) **Au niveau chimique,** le cuivre (ainsi que d'autres métaux) est capable de pénétrer dans l'organisme à travers la peau, à l'état ionique, et d'agir alors comme oligo-élément que l'on aurait ingéré.

2) **Au niveau électromagnétique** (s'il s'agit bien d'ondes électromagnétiques et non pas d'ondes de nature inconnue), il est indispensable pour avoir une action positive à ce niveau que le bracelet de cuivre soit ouvert.

3) **Au niveau électrique,** une régulation semble possible à condition de respecter tout d'abord les règles élémentaires d'hygiène électrique.

Nous pensons donc que dans tous les cas le port d'un bracelet ouvert en cuivre, même si le port n'en est pas permanent, est bon pour la santé :

— en soulageant de certaines douleurs musculaires, articulaires et même, dans certains cas, en ayant une action favorable pour le système nerveux ;

— en ayant une action préventive pour ces affections, même si l'on ne ressent apparemment aucun effet (ressent-on les effets de la pollution électrique que l'on subit chaque jour ?).

Les bracelets que l'on trouve dans le commerce sont souvent plaqués extérieurement en or ou en argent, ce qui ne nuit nullement à leur efficacité et les rend plus agréables à porter, certains étant de vrais bijoux.

Nous avons même eu le plaisir de rencontrer un artiste peintre d'origine russe, Youri, aussi talentueux que modeste, qui fabrique avec amour des bracelets revêtus d'émaux à froid dont il a le secret. Chacun de ces bracelets est une pièce unique, véritable œuvre d'art.

Etant donné l'aspect esthétique de la majorité des bracelets en cuivre, ne serait-il donc pas dommage de se priver de leur action bénéfique, quelle que soit l'importance de celle-ci ?

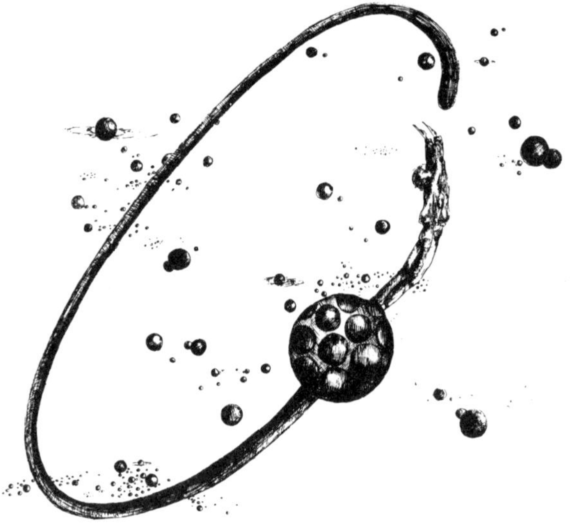

On trouve de nombreux modèles de bracelets de cuivre :
— dans les magasins de produits diététiques et les maisons de régime ;
— dans certaines pharmacies ;
— chez divers artisans qui exposent sur les foires et marchés ;
— chez divers fabricants vendant directement par correspondance.

CHAPITRE VII

Autres usages externes

1. Métallothérapie galvanique

Nous allons étudier dans ce chapitre toutes les utilisations des métaux en relation avec un courant électrique. Ce courant électrique peut être produit par les métaux eux-mêmes ou bien, au contraire, être appliqué aux métaux.

Mais définissons d'abord ce qu'est la **galvanisation** : lorsque dans une solution on trempe deux électrodes reliées à une source de courant continu, l'une des électrodes est alors positive, c'est la *cathode* (comme cation), l'autre négative, c'èst l'*anode* (comme anion). A l'intérieur du liquide, que l'on appelle *électrolyte,* se produit un courant électrique allant de la cathode à l'anode, selon le schéma n° 17 (voir page suivante).

Si, par exemple, la cathode est en argent, il se produit le phénomène suivant que l'on utilise largement en industrie : les ions argent vont migrer vers l'anode où ils se déposeront d'une manière uniforme. La même quantité de métal, qui disparaît ainsi à la cathode, se retrouve à l'anode qui devient alors argentée. Ce procédé est utilisé pour plaquer d'or ou d'argent les bracelets.

a) Expérience du docteur Leprince

De nombreux ions métalliques circulent dans notre organisme dont les liquides intra et extra-cellulaires ne sont rien d'autre que des

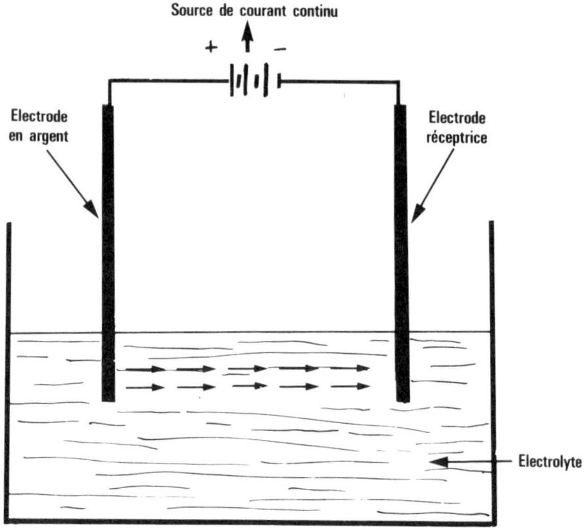

Electrolyse.

Le courant électrique entraîne l'argent
qui se dépose uniformément sur l'électrode réceptrice

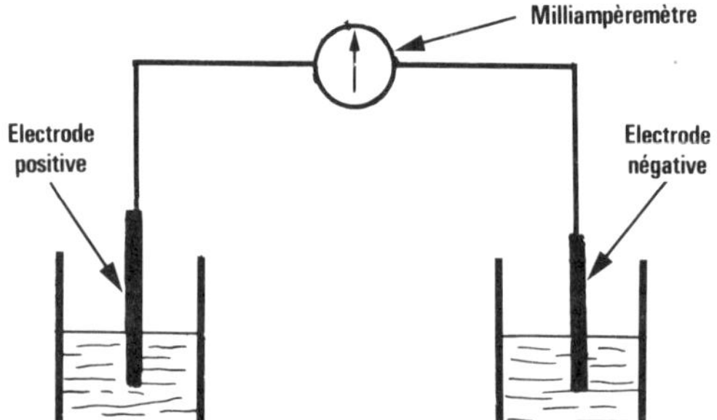

Le circuit est ouvert : aucun courant ne circule.

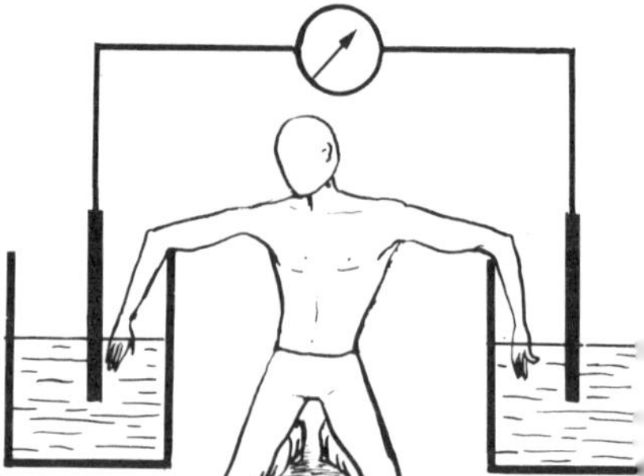

Le circuit est fermé par le sujet : un courant circule à travers son corps

électrolytes. C'est pourquoi le docteur Leprince a pensé qu'il devait être possible d'utiliser les métaux pour provoquer une circulation ionique.

Il fit l'expérience suivante : dans deux verres d'eau on plonge, dans l'un une électrode en cuivre, dans l'autre une électrode en zinc. Si l'on relie les électrodes à un millivoltmètre, celui-ci ne décèle aucun courant électrique.

A ce propos, notons une erreur couramment commise : on parle de métaux positifs et de métaux négatifs pour justifier, comme dans l'exemple choisi, une circulation électrique. Cela est faux. Un métal est toujours positif, mais il peut être plus positif qu'un autre métal (par exemple, le cuivre est plus positif que le zinc), si bien que la réunion des deux constitue un couple électrique et, dans ce cas, le milli-ampèremètre enregistrerait un courant.

Maintenant, si nous trempons un doigt dans chacun des verres, nous constatons que l'aiguille du milli-ampèremètre varie indiquant le passage d'un courant de 10 à 20 mA.

Ce micro-courant a donc parcouru l'organisme pour aller de l'électrode positive (le cuivre) à l'électrode négative (le zinc), provoquant ainsi, d'après le docteur Leprince, un entraînement des floculats qui encombrent les cellules, une stimulation générale de l'organisme, une cessation éventuelle des douleurs ainsi qu'une récupération nerveuse.

b) Les bracelets du docteur Leprince

A la suite de cette expérience, le docteur Leprince pensa qu'il était possible d'obtenir de bons résultats thérapeutiques avec deux bracelets, l'un positif, l'autre négatif (l'un par rapport à l'autre). Bien sûr, pour qu'une circulation ionique s'établisse entre les deux bracelets, il est nécessaire de les relier entre eux. Dans le cas contraire, un gradient électrique s'établit néanmoins entre eux justifiant une action beaucoup plus faible.

Bracelets et ceintures du docteur Leprince, tout comme ceux de Lakhovsky, donnèrent d'excellents résultats attestés par de nombreux malades.

c) La ionisation

Lorsqu'on utilise un courant électrique que l'on applique sur le corps à l'aide de deux électrodes pour faire circuler dans l'organisme une substance à l'état ionique, on parle d'**ionisation.**

Madame, lorsque vous allez chez votre esthéticienne, celle-ci vous a peut-être proposé des séances d'ionisation. Ces dernières sont pratiquées à l'aide d'un appareillage et de produits ionisables pour différentes raisons : nettoyage de peau, lutte contre la cellulite, etc.

Mais laissons cette utilisation de la ionisation pour nous intéresser à un spécialiste qui s'attaque avec cette technique et les métaux à diverses maladies, et tout particulièrement au cancer.

Ce spécialiste, Jean Palaiseul en parle dans son ouvrage car il a été soigné par lui ; il s'agit du docteur Ropars. Tout comme le docteur Jean-Pierre Maschi, le docteur Ropars est radié de l'Ordre des médecins depuis de nombreuses années car il osait manier devant tout le monde un instrument *incompatible avec le sérieux de la profession :* un pendule. Eh oui, le docteur Ropars est radiesthésiste. Tout évolue et aujourd'hui on ne radie plus de l'Ordre des médecins pour de telles pratiques... il faudrait radier trop de personnes ! Mais oublions les problèmes de mandarinat et d'interdit qui n'inquiètent ni le docteur Maschi ni le docteur Ropars. **On ne soigne pas avec son diplôme et encore moins avec une carte attestant que l'on a payé sa cotisation, on soigne d'abord avec son cœur.**

Le docteur Ropars possède une autre connaissance, bien plus « grave » que la radiesthésie ; il est alchimiste. Nous dirons qu'il est d'abord alchimiste, puis radiesthésiste et enfin médecin, car sans les deux premières qualités il ne pratiquerait certainement pas la troisième, de même que Samuel Hahnemann avait préféré abandonner la médecine plutôt que de pratiquer une médecine en laquelle il ne croyait pas.

Mais le docteur Ropars n'est pas le seul médecin alchimiste puisque nous avons pu lire un excellent article sur les métaux d'un de ses confrères, le docteur A. Pajault.

Que fait donc le docteur Ropars ? Il imbibe l'électrode positive (reliée à un appareil de ionisation) d'une solution à base de métaux, et l'électrode négative d'une solution à base de métalloïdes. Ces deux électrodes sont appliquées sur deux parties du corps durant un certain temps.

Mais quels métaux, quels métalloïdes, pendant combien de temps et combien de séances ? Aucune réponse ne sera donnée à toutes ces questions, car chaque cas nécessite une étude particulière que la radiesthésie facilite.

Quant aux solutions, ce ne sont pas de simples solutions obtenues en mélangeant des sels métalliques dans de l'eau. Là intervient toute la connaissance alchimique, le travail d'une vie entière afin d'obtenir une « purification » du métal vil, que tout le monde peut se procurer, afin de lui conférer des propriétés particulières.

C'est ainsi que le docteur Ropars consacre plus de temps à son travail personnel qu'au soin des malades. Pas question de le déranger alors, aucun téléphone pour le joindre. Si l'on désire le rencontrer il faudra lui rendre visite, deux jours seulement par semaine, et attendre son tour. Il y a des choses qu'il faut savoir attendre.

Interrogé sur les bracelets en cuivre, le docteur Ropars a répondu qu'il était pour (puisqu'il en conseille), à condition que le bracelet soit en cuivre pur.

2. La magnétothérapie

L'aimant naturel est un minerai de fer connu depuis la plus haute Antiquité. Certains métaux, les métaux magnétiques, ont la faculté de s'aimanter et d'acquérir les mêmes propriétés que l'aimant naturel.

Tout le monde sait qu'un aimant possède deux pôles, positif et négatif ; que les deux pôles exercent une force d'attraction sur tous les objets métalliques et seulement sur eux ; que les pôles contraires de deux aimants s'attirent tandis que ceux de même nom se repoussent.

Nous n'aborderons pas l'explication théorique du magnétisme qui, pour être compris, doit faire intervenir les lois de la mécanique quantique. Cela n'est pas important pour l'étude des propriétés thérapeutiques.

a) Historique

Imaginez l'étonnement des hommes ayant découvert ce minerai magnétique et constatant que cette matière était capable d'attirer sans contact d'autres objets ! Un esprit naturellement magique devait animer ce métal, et son utilisation sera empreinte de ces croyances : puisqu'il y avait attirance, le métal devait posséder des vertus capables de rapprocher des époux désunis, de faciliter les communications...

Egyptiens, Chaldéens, Hébreux, Chinois, Arabes, Grecs, Romains, etc., ont largement utilisé l'aimant pour soigner ou protéger, principalement en amulettes. Aristote, Pline, Dioscoride, Alexandre de Tralles, Avicenne, Paracelse parlent des vertus de l'aimant auquel ils prêtent diverses propriétés : contre les maladies des yeux, pour évacuer les humeurs épaisses des mélancoliques, contre l'hydropisie, pour purger, contre la goutte, pour guérir la folie, préserver des maléfices...

Très utilisé par les alchimistes des XVIe et XVIIe siècles, l'aimant était accommodé de diverses manières afin d'en extraire ce que Paracelse appelait « la mane », donnant même naissance à des breuvages.

Vers les années 1770, Mesmer donne à la magnétothérapie un grand essor, utilisant de petits aimants ayant la forme des parties sur lesquelles il les appliquait, considérant qu'il existe *« une influence mutuelle entre les corps célestes, la terre et les corps animés. Un fluide universellement répandu, qui de par sa nature est susceptible de recevoir, propager et communiquer toutes les impressions du mouvement, est le moyen de cette influence. Il se manifeste particulièrement dans le corps humain des propriétés analogues à celles de l'aimant ».*

Mesmer se disputa la paternité de certaines utilisations des aimants avec le père Nell, ce qui contribua à faire une grande publicité à la magnétothérapie.

L'utilisation des aimants par un nombre croissant de praticiens, de nombreux ouvrages consacrés à ce sujet et des communications à la Société royale de médecine aboutirent à la constitution d'une commission qui rendit son rapport favorable le 29 août 1780. Ce rapport reconnaissait une action de l'aimant, distincte de celle du métal, paraissant être *« une action immédiate et directe du fluide magnétique sur nos nerfs »* et concluant que *« l'aimant a donc sur le corps humain un autre principe d'action que celui qui résulte de sa nature ferrugineuse... il paraît devoir un jour devenir en médecine d'une utilité, sinon aussi grande, du moins aussi réelle, qu'il l'est maintenant en physique ».*

Mais, en même temps que la magnétothérapie obtenait ses lettres de noblesse, Mesmer (et son baquet) faisait découvrir le magnétisme animal. Cette découverte était bien sûr très importante, mais elle a contribué à un abandon presque total des aimants au bénéfice du magnétisme humain.

De grands noms tels ceux de Laennec, Chomel, Trousseau, Burq (l'auteur de la métallothérapie), puis Charcot s'intéressèrent aux aimants et à leurs applications principalement dans les maladies nerveuses et les troubles de la sensibilité chez les hystériques, mais c'est à Hector Durville que l'on doit les théories les plus simples, la réalisation de nombreux ouvrages et la mise au point de lames, plastrons, bracelets magnétiques pour diverses utilisations.

b) Les appareils d'aujourd'hui

Si l'usage direct des aimants s'est un peu perdu en thérapie, nous constatons que de nombreux appareils magnétiques, très imposants et avec beaucoup de boutons (cela fait sérieux de nos jours !), sont proposés aux médecins et kinésithérapeutes.

Ces appareils ont pour but de créer un champ magnétique puissant que l'on pourra régler et qui agira sur telle partie du corps. Tout comme les appareils émetteurs d'ondes hertziennes, ces appareils, parfois délicats à manipuler, permettent une thérapie que l'on peut considérer comme douce, aucun rayonnement dangereux n'étant utilisé.

c) Le syndrome de carence de champ magnétique

Le docteur Kyoichi Nakagawa a effectué des études cautionnées par le ministère public de la Santé du gouvernement japonais sur l'influence des champs magnétiques sur l'organisme.

La conclusion de cette étude, s'appuyant sur les travaux de Kawai, Rikitake et Barnothy, est que la baisse de champ magnétique terrestre (qui est de l'ordre de 0,05 % par an) entraîne une carence au niveau de l'organisme se traduisant par différentes affections : c'est le **syndrome de carence de champ magnétique.**

Le docteur Pierrick de Kerdaniel, attaché de consultation à l'hôpital Bichat, a publié dans les *Cahiers de biothérapie* une analyse critique de cette étude japonaise ainsi que des expérimentations de matériel magnétique dont nous allons parler.

d) Shoulder et lomber

Il s'agit, pour le *shoulder,* d'une chaînette très esthétique composée de 9 ou 11 modules contenant un aimant permanent à base de « terres rares » présentant une densité de flux magnétique très importante par rapport à la taille du module. Ce flux magnétique est mesuré à 0,8 tesla et 0,13 au niveau de la peau.

Le *lomber* est une ceinture, comme les lames magnétiques de H. Durville, comportant cinq aimants.

Ce matériel est fabriqué au Japon par une très importante société spécialisée dans les composants électroniques, la T.D.K.

Expérimentations et résultats : le docteur Pierrick de Kerdaniel éprouve quelques difficultés à croire en l'hypothèse d'une carence de champ magnétique. Mais encore une fois, peu importe la théorie, ce sont les résultats qui comptent.

Diverses études ont été réalisées au Japon, mais également en Norvège par le professeur Klove Hallgrim et son équipe. Les symptômes retenus dans les différentes études sont : raideur douloureuse de la nuque, des muscles trapèzes, des épaules, du dos, des bras, mains et jambes.

Ces diverses expérimentations et enquêtes, qui portent sur plusieurs millions d'utilisateurs de tous âges, confirment un taux d'efficacité moyen d'environ 80 %, les effets bénéfiques se manifestant généralement entre le 4e et le 7e jour.

De plus, ce matériel magnétique, importé et distribué en France par la société C.G.T.I. et que l'on trouve aussi bien dans les magasins de diététique qu'en pharmacie, ne présente aucun effet secondaire ni de contre-indication. Seuls, les porteurs de stimulateurs cardiaques doivent, au préalable, demander l'avis de leur médecin.

Tout comme les bracelets de cuivre, les chaînettes Shoulder allient l'aspect esthétique à l'efficacité thérapeutique. Pouvoir porter un véritable bijou en même temps qu'être soulagé de certains maux, n'est-ce pas merveilleux ?

3. Les bijoux métalliques

Quelle est l'origine des bijoux et leur symbolisme ? Leur but était-il essentiellement décoratif ou d'abord thérapeutique ? Tout nous porte à penser que le premier but des bijoux était thérapeutique, il faudrait dire **protecteur** car on oublie souvent que le rôle de la médecine est d'abord de maintenir un bon état de santé avant d'être curative lorsque celui-ci s'est dégradé.

Si l'on admet que tout est vibration et si l'on reconnaît la loi des signatures et des correspondances, il est alors évident qu'un anneau en or porté à l'annulaire de la main gauche n'agira pas de la même manière que s'il était porté à un autre doigt. On peut ainsi considérer que l'anneau d'or (métal correspondant au soleil) porté à l'annulaire gauche (qui correspond à la lune) pourrait avoir pour fonction de réguler et d'atténuer l'attrait qu'exercent naturellement les femmes sur l'homme, et *vice versa*.

Ainsi, les différents tableaux de correspondances des métaux aux planètes, jours de la semaine, signes astrologiques, peuvent permettre à chacun d'utiliser au mieux les différents métaux dont nous pouvons disposer sous forme de bijoux et ce, sans le moindre danger.

*

* *

Citons enfin quelques recettes de médecine populaire avec des bijoux ou des métaux sous d'autres formes :

— **Se frictionner** avec un objet en **or** dans les cas de douleurs artérielles, hépatiques, troubles de la locomotion, affections cardiaques.

— Avec un objet en **argent** dans les cas de troubles du foie, maux de reins et de vessie, cors aux pieds.

— Avec un objet en **cuivre** dans les cas de rhumatismes, arthrite, trouble des reins, douleurs, angine de poitrine, emphysème, calculs de la vessie.

— Avec un objet en **fer** dans les cas de sciatique, anémie, rétention d'urine, engelures, atonie digestive.

— Avec un objet en **zinc** dans les cas de rhumatismes, anémie cérébrale, angine, urémie, manque d'appétit.

— Avec un objet en **plomb** dans les cas de coliques néphrétiques, constipation, aphonie.

4. Pommades et onguents

La pharmacopée traditionnelle a toujours utilisé certains métaux ou sels métalliques pour la confection de pommades et onguents.

C'est ainsi que l'on peut trouver le **zinc** sous forme d'oxyde, de sulfure ou de chlorure pour des affections cutanées, en qualité de collyre, ou comme caustique ; le **cuivre** sous forme de sulfure (pierre divine), le **plomb** sous forme de carbonate, l'**argent** comme collyre sous forme de nitrate.

Actuellement, la poudre d'**aluminium** est utilisée pour favoriser la cicatrisation.

Ces utilisations sont toutefois limitées et ce sont les anthroposophes qui utilisent le plus les métaux sous cette forme. C'est ainsi que tous les métaux principaux existent sous forme de pommades ou onguents pouvant être utilisés en application externe en complément du traitement interne.

5. Action stérilisante des métaux

Cette action est due essentiellement à l'**argent**, bien que d'autres métaux, le **mercure** en particulier, puissent avoir une action stérilisante de moindre intensité.

En 1870, Raulin, un biologiste, constata que les liquides nutritifs qu'il conservait dans des récipients en argent s'annihilaient.

De même, Lakhovsky s'aperçut que les cultures microbiennes diminuaient en présence d'argent et il réalisa un certain nombre d'expériences qui confirmèrent les propriétés bactéricides de ce métal. En effet, l'argent ne se contente pas de tuer les bactéries se trouvant dans l'eau lors de sa présence, mais des bactéries introduites à nouveau dans cette eau seront tuées alors que l'on aura enlevé au préalable le morceau de métal.

Métalnikoff expérimenta à l'Institut Pasteur la stérilisation de l'eau à l'aide de deux chaînettes d'argent. Ce procédé, très simple à mettre en œuvre, peut être utilisé chez soi.

Procurez-vous une pile plate de 4,5 V et deux chaînettes en alliage argento-métallique. Reliez une chaînette à chacun des pôles de la pile. Plongez alors les chaînettes dans l'eau de façon à ce qu'un courant électrique circule dans l'eau d'une chaînette à l'autre. Au bout de quelques minutes, débranchez la pile et laissez les chaînettes dans l'eau qui sera alors exempte de bactéries comme le montrent les résultats obtenus en 1935 par Métalnikoff.

A l'aide d'argent et de terre rare, le docteur Leprince fabriqua un alliage spécial dont le pouvoir bactéricide était considérablement augmenté. Un résultat identique peut être obtenu avec une plaque d'acier inoxydable et une chaînette d'argent.

L'intérêt hygiénique et prophylactique du pouvoir stérilisateur de l'argent est évident. Sans aucun danger, il pourrait être généralisé et éviter ainsi d'utiliser différents produits chimiques affectant parfois le goût de l'eau pour le même résultat.

Notons que le traitement à l'argent d'une eau chlorée provoque un précipité laiteux qui rend l'eau impropre à la consommation. Ce précipité se produit si l'on fait circuler un courant. Dans le cas d'eau chlorée, il faut donc utiliser le système de la plaque d'acier et de la chaînette en argent, et laisser agir au minimum durant une nuit.

CHAPITRE VIII

Répertoire thérapeutique

Ce répertoire, comportant plus de 130 affections ou maladies parmi les plus courantes, permet de connaître rapidement quels sont **les métaux les plus utilisés dans chacun des cas, et sous quelles formes ils sont disponibles.**

Cette liste n'est, bien sûr, pas exhaustive, et les renseignements donnés parfois trop succincts pour permettre une utilisation directe des préparations métalliques indiquées. Voici quelques conseils pour un bon usage de ce répertoire :

a) Oligothérapie : parfois, plusieurs métaux (ou associations de métaux) sont indiqués pour une même affection, selon le type de diathèse ou selon d'autres critères. Reportez-vous alors au chapitre V, § 1 traitant de l'oligothérapie, et qui vous indiquera quel choix faire.

Vous trouverez également en bibliographie l'indication de quelques bons ouvrages traitant d'oligothérapie pour une information plus complète sur ce sujet.

b) Homéopathie : de même, le chapitre V, § 2 traitant de l'homéopathie, vous donnera quelques indications sur la façon de prendre les médicaments homéopathiques métalliques et quelle dilution choisir. Divers ouvrages en bibliographie vous permettront de compléter utilement cette information **limitée aux seuls remèdes homéopathiques contenant des métaux,** en particulier les deux livres du docteur Claude Binet, et le *Dictionnaire homéopathique d'urgence* de Louis Pommier.

c) Les sels de Schussler : limités à 12 (dont 11 à base de métaux), les sels de Schussler sont souvent pris les uns à la suite des autres (voir chap. V, § 3). C'est pourquoi ce répertoire ne peut que vous indiquer l'ensemble des sels correspondant à une affection. Divers ouvrages indiqués en bibliographie vous permettront un bon usage de ces sels biochimiques.

d) La médecine anthroposophique : le répertoire vous indique, dans certains cas, le degré de dilution souhaitable. Il est souvent nécessaire de juger à partir de nombreux critères qui sont sommairement indiqués au chapitre V, § 5.

Attention ! L'anthroposophie est plus qu'une médecine, et le choix thérapeutique est parfois délicat, notamment pour les dilutions à base de métaux toxiques, non dénuées de danger même à dose infinitésimale. C'est pourquoi il est préférable de demander dans tous les cas conseil à un médecin anthroposophe, et de ne jamais utiliser de sa propre initiative les solutions métalliques.

ABREVIATIONS UTILISEES DANS LE REPERTOIRE

OLIGO-ELEMENTS	SELS DE SCHUSSLER	MEDECINE ANTHROPOSOPHIQUE (ANTHROPOSOPHIE)
Cu = Cuivre	**CP** = Calcarea phosphorica	**BD** = basse dynamisation
Au = Or	**CS** = Calcarea sulfurica	**MD** = moyenne dynamisation
Ag = Argent	**CF** = Calcarea fluorica	**HD** = haute dynamisation
Mn = Manganèse	**FP** = Ferrum phosphoricum	
Co = Cobalt	**KM** = Kali muriaticum	
Zn = Zinc	**KP** = Kali phosphoricum	
Ni = Nickel	**KS** = Kali sulfuricum	
Mg = Magnésium	**MP** = Magnesia phosphorica	
Li = Lithium	**NM** = Natrum muriaticum	
K = Potassium	**NP** = Natrum phosphoricum	
Fe = Fer	**NS** = Natrum sulfuricum	
Pb = Plomb		

REPERTOIRE THERAPEUTIQUE

Abcès :
— *Oligothérapie :* Cu-Au-Ag.
— *Homéopathie :* Hepar sulfur.
— *Sels de Schussler :* KM, CF, FP, NS, KP.

Acétonie :
— *Oligothérapie :* Mn-S.

Acné :
— *Oligothérapie :* Mn-Cu, Cu-Au-Ag, Mn-Co.
— *Homéopathie :* Kali bromatum, Hepar sulfur.
— *Sels de Schussler :* KM, CF, FP, KS, NM, NP.

Adénite :
— *Oligothérapie :* Cu-Au-Ag.
— *Homéopathie :* Calcarea carbonica.
— *Anthroposophie :* Mercurius cyanatus.

Adénopathie :
— *Oligothérapie :* Mn-Cu.
— *Homéopathie :* Calcarea carbonica.

Aérophagie :
— *Oligothérapie :* Zn-Ni-Co, Ni-Co.
— *Homéopathie :* Kali carbonicum, Cuprum metallicum.
— *Sels de Schussler :* CP, MP, NP.

Albuminurie :
— *Oligothérapie :* Cu-Au-Ag.
— *Homéopathie :* Plumbum metallicum.
— *Sels de Schussler :* KM, KP, CP, NM.

Allergie :
— *Oligothérapie :* Mn-Co, Mn-Cu.

Alopécie :
— *Oligothérapie :* Zn-Cu, Mn.
— *Homéopathie :* Aurum metallicum.
— *Sels de Schussler :* NM, KP, KS, MP.

Amaigrissement :
— *Oligothérapie :* Mg-P-K-I-Li.
— *Homéopathie :* Kali phosphoricum.
— *Sels de Schussler :* KP.

Aménorrhée :
— *Oligothérapie :* Mn-Cu, Mn-Co, Zn-Cu.
— *Homéopathie :* Ferrum phosphoricum.
— *Sels de Schussler :* CP, FP, KP, KM, NM.

Amygdalite :
— *Oligothérapie :* Cu-Bi.
— *Homéopathie :* Kali bichromicum.
— *Sels de Schussler :* FP, KM, KP, CS.

Anémie :
— *Oligothérapie :* Fe-Cu-Co, Mn, Fe.
— *Homéopathie :* Ferrum metallicum, Natrum muriaticum.
— *Anthroposophie :* Urtica dioïca, Fragaria vesca, Ferrum per urticam, Plumbum onguent, Plumbum praep.

Angine :
— *Oligothérapie :* Bi-Cu, Cu-Mg-Mn-Zn.
— *Homéopathie :* Mercurius cyanatus, Mercurius biiodatus, Mercurius protoiodatus, Kali bichromicum.
— *Sels de Schussler :* CP, KP, NM, KM.
— *Anthroposophie :* Ferrum sulfidum, Cinabaris.

Angine de poitrine :
— *Oligothérapie :* Mn-Co, Cu.
— *Sels de Schussler :* FP, KP, MP.
— *Anthroposophie :* Aurum.

Angoisse :
— *Oligothérapie :* Mn-Co, Li.
— *Sels de Schussler :* KP, CP, FP, MP.
— *Anthroposophie :* Aurum, Levico.

Anorexie :
— *Oligothérapie :* Zn-Ni-Co.
— *Sels de Schussler :* CP, NM, NP, KP, MP.

Aphonie :
— *Oligothérapie :* Pb.
— *Homéopathie :* Ferrum picricum, Stannum metallicum.

Aphtes :
— *Oligothérapie :* Mn-Cu.
— *Homéopathie :* Mercurius cyanatus.
— *Sels de Schussler :* KM, NS.

Artériosclérose :
— *Oligothérapie :* Mn-Co.
— *Homéopathie :* Plumbum iodatum, Natrum iodatum, Calcarea fluorica.
— *Sels de Schussler :* CF.
— *Anthroposophie :* Plumbum BD, Plumbum metallicum.

Arthrite :
— *Oligothérapie :* Mn-Cu.
— *Homéopathie :* Ferrum phosphoricum, Kali iodatum, Manganum aceticum, Radium bromatum.
— *Sels de Schussler :* FP, KM, NM, MP, KS.

Arthrose :
— *Oligothérapie :* Mn-Co, Cu-Au-Ag, K, Mg.
— *Sels de Schussler :* CF, NP, CP.
— *Anthroposophie :* Stannum MD.

Arythmie :
— *Oligothérapie :* Mn.
— *Sels de Schussler :* KP, NP.

Asthénie :
— *Oligothérapie :* Cu-Au-Ag, Mn-Cu, Li, Al-Co, Mn-Co, Zn-Cu, Zn-Ni-Co.
— *Sels de Schussler :* CF, CP, FP, KP, MP.

Asthme :
— *Oligothérapie :* Mn-Cu, Mn-Co.
— *Homéopathie :* Cuprum metallicum, Kali carbonicum, Kali iodatum.
— *Sels de Schussler :* KP, MP, NS, CF, CS, FP, KM, KS, NM.
— *Anthroposophie :* Cuprum per chamomillam.

Blennorragie :
— *Oligothérapie :* Cu-Au-Ag, Cu-Mg-Mn-Zn-Au-Ag.
— *Sels de Schussler :* KP, MP, CS, NM.

Bourdonnements :
— *Oligothérapie :* Mn.
— *Homéopathie :* Natrum salicylicum.
— *Sels de Schussler :* KP, FP, CP, MP.

Bronchite :
— *Oligothérapie :* Cu, Cu-Au-Ag, Mn-Cu.
— *Homéopathie :* Ferrum phosphoricum, Natrum muriaticum.
— *Sels de Schussler :* FP, KP, KM, MP.
— *Anthroposophie :* Ferrum sulfidum, Infludo, (Ferrum phosphoricum), Cinabaris.

Brûlures :
— *Oligothérapie :* Zn.
— *Sels de Schussler :* FP, KM, NM, KP.

Calculs :
— *Oligothérapie :* Mg, Pb.
— *Sels de Schussler :* CP.

Cancer :
— *Oligothérapie :* Cu-Au-Ag, Mn.

Cauchemars :
— *Oligothérapie :* Cu-Au-Ag.

Céphalée :
— *Oligothérapie :* Zn-Ni-Co, Mn-Cu.
— *Homéopathie :* Kali bichromicum, Aurum metallicum, Platina, Natrum muriaticum, Calcarea carbonica, Indium.
— *Sels de Schussler :* FP, KP, MP, NM, NS, CP, KM.

Chlorose :
— *Oligothérapie :* Fe-Cu-Co, Cu-Au-Ag, Mn.
— *Homéopathie :* Ferrum metallicum, Natrum muriaticum.
— *Anthroposophie :* Urtica dioïca, Fragaria vesca, Ferrum per urticam.

Cholécystite :
— *Oligothérapie :* Zn-Ni-Co, Mg.
— *Homéopathie :* Magnesia phosphorica.

Circulation (troubles de la) :
— *Oligothérapie :* Mn-Co.

Cardiotoniques :
— *Oligothérapie :* Mn-Co.

Colibacillose :
— *Oligothérapie :* Mn-Cu, Cu-Mg-Mn-Au-Ag.
— *Homéopathie :* Mercurius corrosivus.

Coliques :
— *Oligothérapie :* Fe, Cu-Au-Ag.
— *Homéopathie :* Cuprum metallicum, Cuprum aceticum, Magnesia phosphorica.
— *Sels de Schussler :* MP, NS, NM, KP, FP, CF.
— *Anthroposophie :* Cuprum onguent.

Colite :
— *Oligothérapie :* Mg, Mn-Co, Mn-Cu.

— *Homéopathie :* Cuprum metallicum.
— *Sels de Schussler :* MP, NS, NM, KP, FP, CF.
— *Anthroposophie :* Mercurius bryophyllum.

Constipation :
— *Oligothérapie :* Mg, Pb.
— *Homéopathie :* Platina, Plumbum metallicum, Calcarea acetica, Natrum muriaticum, Magnesia muriatica.
— *Sels de Schussler :* NP, NS, KS, NM.
— *Anthroposophie :* Argentum nitricum BD, Cuprum onguent.

Contusions :
— *Oligothérapie :* Zn.

Convalescence :
— *Oligothérapie :* Cu-Au-Ag.
— *Homéopathie :* Kali phosphoricum.
— *Anthroposophie :* Ferrum siderium.

Convulsions :
— *Oligothérapie :* Cu.
— *Homéopathie :* Cuprum metallicum, Zincum metallicum.
— *Sels de Schussler :* CP, FP, KM, MP, NS.

Coqueluche :
— *Oligothérapie :* Cu-Au-Ag, Mn-Cu, Cu-Mg-Mn-Zn-Au-Ag.
— *Homéopathie :* Cuprum metallicum.
— *Sels de Schussler :* FP, MP, KM, KP, CP.
— *Anthroposophie :* Cuprum per chamomillam.

Cors :
— *Oligothérapie :* Ag.
— *Homéopathie :* Radium bromatum.
— *Sels de Schussler :* KM.

Coryza :
— *Oligothérapie :* Mn-Cu.
— *Homéopathie :* Kali sulfuricum, Kali iodatum.
— *Anthroposophie :* Plumbum MD, Stannum MD.

Crampes musculaires :
— *Oligothérapie :* Mn-Co, Cu.
— *Homéopathie :* Cuprum metallicum, Magnesia phosphorica.
— *Sels de Schussler :* MP, KS, NM.
— *Anthroposophie :* Cuprum onguent.

Crevasses :
— *Oligothérapie :* Zn.
— *Sels de Schussler :* NM.
— *Anthroposophie :* Aurum.

Dartre :
— *Oligothérapie :* Au.
— *Sels de Schussler :* CS, NS, KS.

Décalcification :
— *Homéopathie :* Natrum muriaticum.

Démence précoce :
— *Oligothérapie :* Mn-Cu, Cu-Au-Ag.
— *Homéopathie :* Natrum muriaticum, Kali carbonicum.

Dépression :
— *Oligothérapie :* Li, Cu-Au-Ag, Mn-Co, Li.

— *Homéopathie :* Zincum metallicum.
— *Sels de Schussler :* NM, NS, KP, CP, MP.
— *Anthroposophie :* Stannum per toraxacum MD, Stannum praep MD.

Dermatose :
— *Oligothérapie :* Mn-Cu.

Diabète :
— *Oligothérapie :* Mn, Zn.
— *Homéopathie :* Natrum muriaticum, Plumbum metallicum.
— *Sels de Schussler :* CP, KM, FP, NM, NS.

Diarrhée :
— *Oligothérapie :* Cu, Cu-Au-Ag.
— *Homéopathie :* Mercurius corrosivus, Mercurius solubilis, Argentum nitricum.
— *Anthroposophie :* Mercurius per bryophyllum.

Diurétiques :
— *Oligothérapie :* K, Mg, Li.

Dysménorrhées :
— *Oligothérapie :* Zn.
— *Homéopathie :* Magnesia phosphorica.
— *Sels de Schussler :* FP, CP, MP, KM.
— *Anthroposophie :* Ovule d'Argent BD.

Dystonies neuro-végétatives :
— *Oligothérapie :* Mn-Co.

Eczéma :
— *Oligothérapie :* Mn, Mn-Cu.
— *Homéopathie :* Alumina, Calcarea picrata.
— *Sels de Schussler :* KM, NP, NS, KP, KS.
— *Anthroposophie :* Stannum MD.

Emotion :
— *Oligothérapie :* Li.

Emphysème :
— *Oligothérapie :* Mn-Co, Cu-Au-Ag.

Engelures :
— *Oligothérapie :* Fe.
— *Sels de Schussler :* NS, CF.

Enrouement :
— *Oligothérapie :* Cu-Au-Ag.
— *Sels de Schussler :* KM.

Entéro-colite :
— *Oligothérapie :* Mg.

Entorse :
— *Oligothérapie :* Au.
— *Homéopathie :* Strontium carbonicum, Natrum muriaticum, Natrum carbonicum.
— *Sels de Schussler :* MP.

Enurésie :
— *Oligothérapie :* Zn-Cu, Mn-Cu, Mn.
— *Anthroposophie :* Argent onguent.

Epidémie (prévention) :
— *Oligothérapie :* Cu-Au-Ag.

Erythèmes :
— *Oligothérapie :* Mn-Cu, Cu-Au-Ag.

Fatigabilité :
— *Oligothérapie :* Mn-Cu.

Fatigue intellectuelle :
— *Oligothérapie :* Al.

— *Homéopathie :* Natrum muriaticum, Niccolum metallicum.

Fibrome :
— *Oligothérapie :* Mn.
— *Homéopathie :* Calcarea fluorica, Aurum metallicum natronatum.
— *Anthroposophie :* Cuprum argentum.

Fièvre :
— *Oligothérapie :* Cu-Au-Ag, Cu-Mg-Mn-Zn-Au-Ag.
— *Homéopathie :* Ferrum phosphoricum.
— *Anthroposophie :* Argentum HD.

Fistule anale :
— *Oligothérapie :* Mn-Cu.
— *Homéopathie :* Calcarea sulfurica.
— *Sels de Schussler :* CP, CS.
— *Anthroposophie :* Aurum onguent.

Frigidité :
— *Oligothérapie :* Zn-Cu, Mn-Co, Mn-Cu.

Furoncles :
— *Oligothérapie :* Cu-Au-Ag.
— *Homéopathie :* Calcarea sulfurica.
— *Sels de Schussler :* KP, NP, KS, CS, CF, FP.

Gastrite :
— *Oligothérapie :* Mn-Co.
— *Sels de Schussler :* KM, KS.

Goutte :
— *Oligothérapie :* Cu-Au-Ag.
— *Homéopathie :* Lithium carbonicum.
— *Sels de Schussler :* FP, KM, NS, MP, NM.

Grippe :
— *Oligothérapie :* Cu-Au-Ag, Cu-Au-Ag-Mg-Mn-Zn.

Hémorroïdes :
— *Oligothérapie :* Mn-Co.
— *Sels de Schussler :* FP, KM, MP, KS, NP, NS, CP.
— *Anthroposophie :* Cuprum onguent.

Herpès :
— *Oligothérapie :* Cu-Au-Ag, Cu-Mn-Mg-Au-Ag.
— *Sels de Schussler :* CP, CS, NM, KS.

Hypertension :
— *Oligothérapie :* Co, Mn-Co, Mn-I, Mn.
— *Homéopathie :* Plumbum metallicum, Aurum metallicum.
— *Anthroposophie :* Stannum HD, Cuprum per chamomillam.

Hyperthyroïdie :
— *Oligothérapie :* Mn-I.
— *Homéopathie :* Bromum metallicum, Chromicum sulfuricum.
— *Anthroposophie :* Cuprum per chamomillam.

Impuissance :
— *Oligothérapie :* Zn-Cu, Mn-Cu, Mn-Co.
— *Homéopathie :* Natrum muriaticum.
— *Sels de Schussler :* CP, KP, NM.

Indigestion :
— *Oligothérapie :* Mn-Cu, Zn-Ni-Co, Mn.
— *Sels de Schussler :* KS.

Infections :
— *Oligothérapie :* Al, Cu-Au-Ag, Mg, Cu-Mg-Mn-Zn-Au-Ag.
— *Anthroposophie :* Argentum nitricum.

Insomnies :
— *Oligothérapie :* Mn-Co, Mg, K, Li, Al-Li.
— *Sels de Schussler :* KP, MP, KS, CS.
— *Anthroposophie :* Plumbum praep.

Insuffisance hépatique :
— *Oligothérapie :* Mn-S.
— *Sels de Schussler :* KM, NP, NS, MP.
— *Anthroposophie :* Ferrum chloratum composé.

Insuffisance rénale :
— *Oligothérapie :* Mn-Co, Li.
— *Homéopathie :* Plumbum iodatum.

Jaunisse :
— *Homéopathie :* Plumbum metallicum.
— *Sels de Schussler :* FP, MP, CP, KM.
— *Anthroposophie :* Ferrum onguent.

Laryngite :
— *Oligothérapie :* Cu-Bi, Cu-Au-Ag, Mn-Cu.
— *Sels de Schussler :* CS, KP.
— *Anthroposophie :* Ferrum sulfidum.

Lupus :
— *Oligothérapie :* Mn-Cu, Cu-Au-Ag.
— *Homéopathie :* Radium bromatum.
— *Sels de Schussler :* MP, KP.

Mémoire (pertes de) :
— *Oligothérapie :* Mn-Co, Al-Co.
— *Homéopathie :* Kali phosphoricum, Natrum phosphoricum, Calcarea phosphorica.

Ménopause (troubles de la) :
— *Oligothérapie :* Mn-Co.
— *Homéopathie :* Manganum aceticum.
— *Sels de Schussler :* FP, KM, MP.

Migraines :
— *Oligothérapie :* Mn-Co, Mn-S, Mn.
— *Homéopathie :* Natrum muriaticum.
— *Anthroposophie :* Biodoron.

Mongolisme :
— *Oligothérapie :* Mn, Mn-Cu, Cu-Au-Ag, Zn-Cu.

Myasthénie :
— *Oligothérapie :* Cu-Au-Ag, P.

Myxœdème :
— *Oligothérapie :* Mn, Mn-Cu.

Neurasthénie :
— *Oligothérapie :* Al.
— *Homéopathie :* Natrum muriaticum.
— *Sels de Schussler :* CP, MP, KP.

Névralgies :
— *Oligothérapie :* Mn, Mn-Co, Li, K, Mg, Zn.
— *Sels de Schussler :* CP, CS, FP, KP, MP, NM, NP.

Obésité :
— *Oligothérapie :* Mg-P-K-I-Li, Mn-Co, K, Zn-Ni-Co.
— *Anthroposophie :* Argentum nitricum.

Œdème :
— *Oligothérapie :* Mn-Co, K.
— *Anthroposophie :* Stannum MD.

Ophtalmie :
— *Oligothérapie :* Cu-Au-Ag.
— *Homéopathie :* Nitricum.

Ostéite :
— *Oligothérapie :* Cu-Au-Ag.
— *Homéopathie :* Mercurius solubilis, Chromicum acidum.

Palpitations :
— *Oligothérapie :* Mn.
— *Homéopathie :* Ferrum metallicum.
— *Sels de Schussler :* CP, NM, KM, KP, FP, NP, MP.

Paludisme :
— *Oligothérapie :* Cu-Au-Ag.

Pertes blanches :
— *Oligothérapie :* Mn-Cu.
— *Homéopathie :* Mercurius corrosivus.
— *Sels de Schussler :* NM, CP, KS, NS, KM, KP.

Pharyngite :
— *Oligothérapie :* Cu, Bi.
— *Homéopathie :* Mercurius cyanatus, Kali bichromicum, Argentum nitricum.
— *Sels de Schussler :* KM, KS.

Pleurésie :
— *Oligothérapie :* Mn-Cu, Cu-Au-Ag.
— *Homéopathie :* Ferrum phosphoricum, Kali carbonicum.
— *Sels de Schussler :* FP, KM, KP, MP, NM, NP, CS, CP.
— *Anthroposophie :* Infludo.

Prostatite :
— *Oligothérapie :* Cu-Au-Ag, Zn-Cu.

Psoriasis :
— *Oligothérapie :* Cu-Au-Ag, Zn-Ni-Co, Zn-Ni-Co-Cu-Au-Ag, Zn-Cu.
— *Homéopathie :* Natrum muriaticum.
— *Sels de Schussler :* KS, NM, MP, NP.

Rachitisme :
— *Oligothérapie :* Cu-Au-Ag.
— *Sels de Schussler :* CP, CF, KP, NM.

Règles (problèmes de) :
— *Oligothérapie :* Mn, Mn-Cu, Cu-Au-Ag.

Rhumatismes :
— *Oligothérapie :* Mn-Co, Cu-Au-Ag, Pb, Zn.
— *Homéopathie :* Ferrum phosphoricum, Manganum aceticum.
— *Sels de Schussler :* FP, KP, NM, NS.

Rhume, rhinite :
— *Oligothérapie :* Ag, Mn, Mn-Cu, Cu-Au-Ag.

Sciatique :
— *Oligothérapie :* Fe, Mn, S.
— *Homéopathie :* Plumbum metallicum, Kali carbonicum, Magne-

sia phosphorica, Kali bichromicum.
— *Sels de Schussler :* KP, MP, NS, NM.

Sclérodermie :
— *Oligothérapie :* Cu-Au-Ag, Mn-Cu.
— *Homéopathie :* Calcarea fluorica, Plumbum metallicum.

Sénescence :
— *Oligothérapie :* Cu-Au-Ag, Mn-Co.
— *Homéopathie :* Aurum metallicum, Baryum carbonica, Calcarea carbonica, Plumbum metallicum.

Spasmophilie :
— *Oligothérapie :* Ag, Mg.
— *Homéopathie :* Natrum muriaticum, Plumbum metallicum.

Staphylococcie :
— *Oligothérapie :* Cu-Au-Ag.

Stérilité :
— *Oligothérapie :* Mn, Zn-Cu.
— *Homéopathie :* Natrum muriaticum.
— *Sels de Schussler :* NP.
— *Anthroposophie :* Argentum ovules BD.

Stomatite :
— *Oligothérapie :* Mn-Cu.
— *Homéopathie :* Mercurius cyanatus, Kali chromatum, Mercurius corrosivus.
— *Sels de Schussler :* FP, KM, KP, KS, NM.

Surmenage :
— *Oligothérapie :* Mn, Mn-Co.
— *Homéopathie :* Bromum metallicum, Natrum muriaticum, Niccolum metallicum, Kali carbonicum.

Tétanie :
— *Oligothérapie :* Mg, Cu-Au-Ag.
— *Homéopathie :* Cuprum metallicum.
— *Anthroposophie :* Cuprum per chamomillam.

Trac :
— *Oligothérapie :* Mn, Mn-Co, Co.
— *Homéopathie :* Argentum nitricum.

Tremblements :
— *Oligothérapie :* Ag.
— *Homéopathie :* Plumbum metallicum.
— *Sels de Schussler :* NS, MP, KP, CP.

Tuberculeux (états) :
— *Oligothérapie :* Mn-Cu, Cu-Au-Ag.
— *Homéopathie :* Calcarea carbonica, Calcarea fluorica, Calcarea phosphorica.
— *Anthroposophie :* Cuprum sulfurium composé, Malachit, Ferrum chloratum composé.

Ulcère gastrique :
— *Oligothérapie :* Mn-Co.
— *Homéopathie :* Uranium nitricum, Cadmium phosphoricum.
— *Sels de Schussler :* KP, NS.
— *Anthroposophie :* Argentum nitricum.

Ulcère variqueux :
— *Oligothérapie :* Mn-Co.

— *Homéopathie :* Calcarea fluorica.
— *Sels de Schussler :* FP, CF, KM.

Urémie :
— *Oligothérapie :* Mn-Co, Zn.
— *Homéopathie :* Cuprum arsenicum.

Urticaire :
— *Oligothérapie :* Mn.
— *Sels de Schussler :* CP, KP, KS.

Varices :
— *Oligothérapie :* Co, Mn-Co.
— *Anthroposophie :* Cuprum onguent.

Vertiges :
— *Oligothérapie :* Mn, Mn-I, Mn-S.
— *Sels de Schussler :* CP, KS, KP.
— *Anthroposophie :* Aurum.

Zona :
— *Oligothérapie :* Cu-Au-Ag.
— *Sels de Schussler :* NM, KP, MP, FP, KM.

Conclusion

La place des métaux dans les différents règnes est inversement proportionnelle à leur importance quantitative.

Dans le règne minéral, les métaux représentent la vie. Ils sont, dans la majorité des cas, concentrés dans des mines dont la disposition à l'échelle du monde ne semble pas le fait du hasard. Les mines sont en quelque sorte les organes de la planète Terre.

Dans les règnes végétal et animal, les métaux (qui sont pour la majorité à l'état de trace) peuvent être comparés à la clé qui va permettre d'animer la matière inerte en catalysant diverses réactions biochimiques.

L'importance de cet infiniment petit est encore plus évidente au niveau thérapeutique. Bien plus que la matière, c'est souvent l'image et la vibration du métal qui permettent d'expliquer les résultats obtenus. Par exemple, en usage externe, nous pouvons parfois constater une action sans qu'il y ait perte de matière.

Rayonnement, vibration, les métaux sont-ils les transistors du grand ensemble d'émission et de réception cosmique ?

Les bracelets métalliques que nous portons pourraient alors symboliser ces énergies subtiles dont nous parlent depuis toujours les alchimistes... l'esprit de la matière, le volatil.

Infiniment petit sur sa planète Terre, l'homme, tel le Petit Prince de Saint-Exupéry, les pieds en contact avec le sol, les bras levés en forme d'antennes serait, grâce aux métaux de son organisme, tantôt à l'écoute de radio Cosmos, tantôt à l'écoute de radio Terre.

L'ensemble de ces vibrations se rajoutant les unes aux autres composent une véritable symphonie aux accords merveilleux : c'est la symphonie de la VIE à l'échelle cosmique de l'Univers.

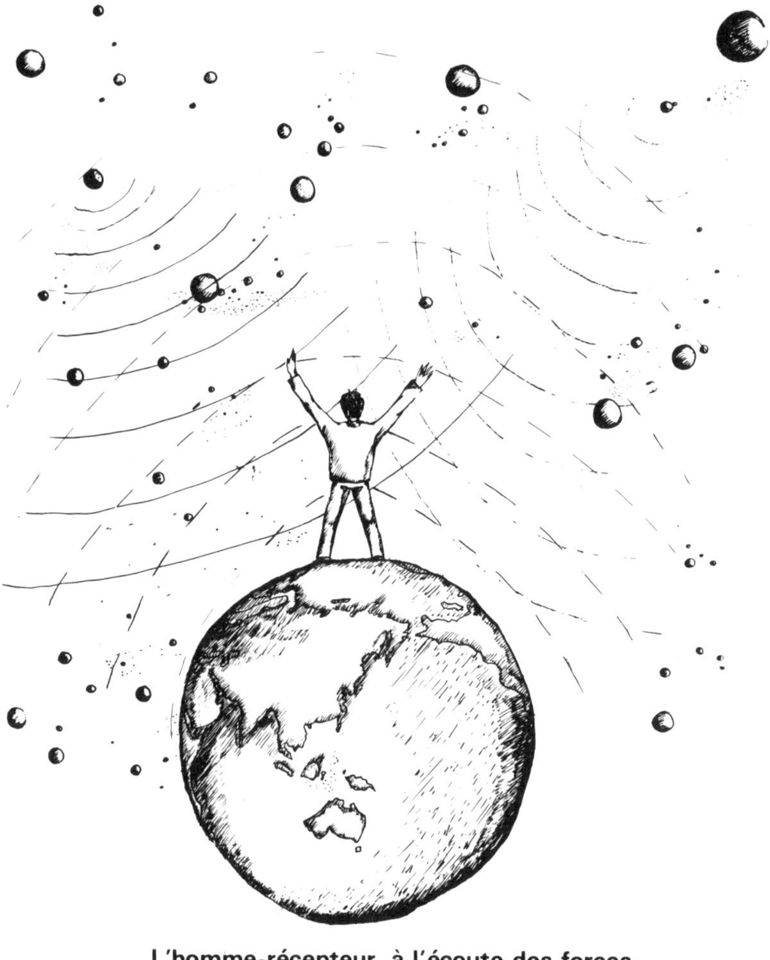

L'homme-récepteur, à l'écoute des forces cosmo-telluriques qui le régissent

Bibliographie

Binet Claude (Dr) : *L'Homéopathie pratique* (Editions Dangles).

Binet Claude (Dr) : *Thérapeutique homéopathique* (Editions Dangles).

Binet Claude (Dr) : *Vitamines et vitaminothérapie* (Editions Dangles).

Birre A. : *Une politique de la terre* (Vie et Action, 1967).

Bott V. (Dr) : *Médecine anthroposophique*, tome II (Triades, 1976).

Brelet-Rueff Claudine : *La Biothérapie ou les médecines de la vie* (Albin Michel, 1976).

Dermeyer J. (Dr) : *La Santé par l'eau de mer* (Diffusion nouvelle, 1972).

Desportes S. : *Biohoméopathie* (Doin, 1976).

Deville M. : *Le Vrai Problème des oligo-éléments* (C.R.A.O., 1978) et *Santé et nature* (C.R.A.O., Suisse, 1980).

Donsbach (Dr) : *Minerals* (U.S.A., 1977).

Durville H. : *Pour combattre les maladies par l'application de l'aimant* (Perthuis, 1971).

Favier Joseph : *Equilibre minéral et santé* (Editions Dangles, 1951 - Epuisé).

Goudot-Perrot A. : *Les Métaux des mécanismes de la vie* (Maloine, 1980).

Grimaud M. (Dr) : *La Mer miraculeuse* (Grimaud, Canada, 1970).

Hutin Serge : *La Tradition alchimique* (Editions Dangles, 1979).

Jacquier R. : *De l'atome à la vie* (Amphora, 1961).

Jagot Paul-Clément : *Initiation à l'art de guérir par le magnétisme humain* (Editions Dangles).

Janet J. (Dr) : *Traitement des cancers par la méthode Vernes* (Bio-Nat, 1979).

Kervran C.-Louis : *A la découverte des transmutations* (Le Courrier du Livre, 1966), *Transmutations naturelles* (Maloine, 1963) et *Transmutations biologiques* (Maloine, 1963).

Lakhovsky G. : *Le Secret de la vie* (Gauthier-Villars, 1929), *La Science et le bonheur* (Gauthier-Villars, 1930), *L'Oscillation cellulaire* (Doin, 1931).

Leprince Albert (Dr) : *Couleurs et métaux qui guérissent* (Editions Dangles).

Lernout et Tétau (Drs) : *Comment soigner par les sels de Schussler* (Maloine, 1978).

Marcel J.-L. (Dr) : *Médecine informatique* (Maloine, 1979).

Maury E.-A. (Dr) : *Sels biochimiques et oligo-éléments* (Delarge, 1979).

Mérien Désiré : *Les Sels minéraux* (Nature et Vie nº 36).
Minelle J. : *Les Fondements de la vie* (Maloine, 1970).
Pagot J. : *Radiesthésie et émission de forme* (Maloine, 1978).
Palaiseul Jean : *Les Cadeaux du ciel et de la terre* (Laffont, 1975).
Passebecq André (Dr) : *Votre santé par la diététique et l'alimentation saine* (Editions Dangles).
Pfeiffer's C. C. (Dr) : *Zinc and other micro-nutruents* (Pivot, U.S.A., 1978).
Rodale J.-I. : *The complete book of minerals for health* (Rodale books, U.S.A., 1976).
Sal J. : *Les Oligo-éléments catalyseurs* (Maloine, 1977).
Saury Alain : *Manuel diététique des Fruits et Légumes* (Editions Dangles).
Szekely E.-B. : *The book of minerals* (International Biogenic, U.S.A., 1978).
Tocquet Robert (Pr) : *Manuel de thérapeutique naturelle* (Editions Dangles).
Violet M. : *L'Energie cosmique au service de la santé* (Le Courrier du Livre, 1979).

Table des matières

IMPRIMERIE CLERC (S.A.)
Photocompo-Offset
18200 Saint-Amand

Dépôt légal Éditeur n° 928 - Juillet 1983 - Imprimeur n° 2759

Dans la même collection :

Gérard Edde

manuel pratique de digitopuncture

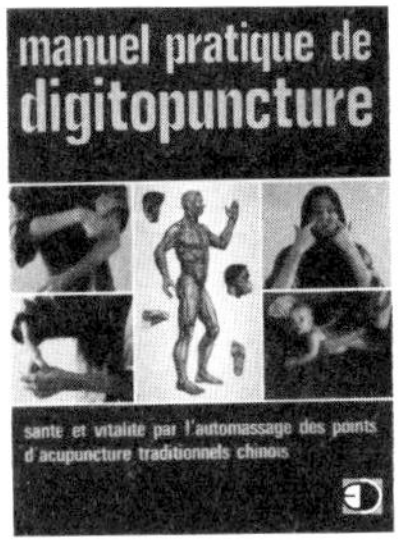

Santé et vitalité par l'automassage des points d'acupuncture traditionnels chinois.

Format 13,5 × 18 ; 160 pages ; très illustré (documents inédits) - 21e mille.

Les 14 grands méridiens, base de l'acupuncture, constituent de véritables canalisations de l'énergie vitale et sont reliés aux principaux organes. Cette interrelation — maintenant largement démontrée et utilisée — explique que, par exemple, en pressant certains points du pied on puisse tonifier et réguler un organe aussi distant que le foie.

Depuis 3000 ans, les Chinois ont été les premiers à démontrer l'efficacité de cette **thérapeutique simple et à la portée de chacun**. L'auteur, **qui a été puiser directement aux sources**, nous apporte ici un recueil de documents inédits venant de Chine populaire, et une **série de traitements particulièrement efficaces**, s'appuyant sur des points peu connus en Occident, entre autres pour :

— fortifier tout l'organisme et les fonctions vitales :
— combattre les affections respiratoires et stimuler les poumons ;
— vaincre les douleurs, favoriser la digestion ;
— stimuler les reins, la sexualité et guérir les troubles génitaux ;
— calmer les nerts, favoriser le sommeil et la relaxation ;
— résoudre nombre de problèmes spécifiquement féminins ;
— pour la beauté et l'esthétique (rides, peau, cheveux, poids, seins...) ;
— l'application aux jeunes enfants (absolument inédit) ;
— les points d'urgence (asphyxie, crampes, morsures, évanouissement...) ;

etc.

De plus, les **3 façons précises de presser avec les doigts** (tonification, harmonisation, dispersion) sont enfin très clairement décrites ; ce sont celles utilisées en Chine et dont les bienfaits sont largement reconnus et prouvés par des rapports médicaux officiels.

Un guide pratique et sûr qui restera un compagnon fidèle de la trousse naturopathique familiale.

Dans la même collection :

Alain Saury

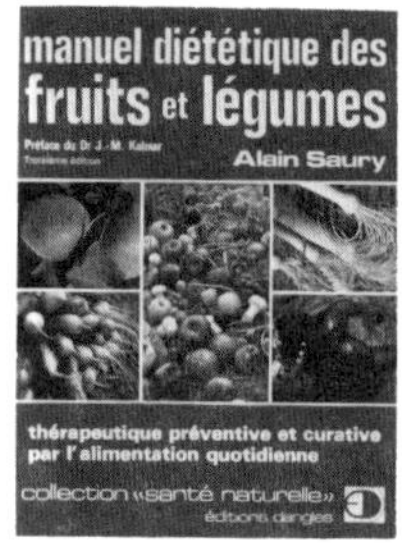

manuel diététique des fruits et légumes

Thérapeutique préventive et curative par l'alimentation quotidienne.

Format 13,5 × 18 ; 176 pages ; illustré ; 19e mille.

Tout être vivant est la transformation non de ce qu'il absorbe mais de ce qu'il assimile et ne peut rejeter. Les microbes ne sont pas les causes de nos maladies, mais leur intrusion est la résultante d'un déséquilibre préexistant, le plus souvent causé par une malnutrition à la fois carencée et pléthorique.
Les légumes et les fruits devraient composer la majeure partie de notre alimentation quotidienne. Ils contiennent en suffisance tous les éléments vitaux nécessaires à la vie, et ce livre — véritable manuel diététique des végétaux nutritifs — vous indique en détail, pour chacun d'eux (plus de 140 au total !), leurs **composants**, leurs **bienfaits nutritifs**, leurs **propriétés**, leur **emploi thérapeutique** et **diététique**, etc... Il vous incitera à respecter leurs principes nutritifs et leurs vertus thérapeutiques que nous détruisons trop souvent par de mauvaises préparations ou de mauvais mélanges. Vous apprendrez à les préparer et à les associer judicieusement entre eux ; des dizaines de recettes et de conseils culinaires vous éviteront toute erreur à ce propos.
Vous découvrirez également les bienfaits de certains nutriments injustement disparus de nos tables mais tendant à revenir en force notamment en raison de leur apport diététique particulièrement intéressant.
De plus, un **répertoire mensuel des fruits et légumes** vous aidera au jour le jour à composer vos menus tout au long de l'année.
Un guide de tous les instants que chaque maîtresse de maison, soucieuse de la santé de sa famille, se doit de consulter très fréquemment.

Dans la même collection :

Dr André PASSEBECQ

l'argile pour votre santé

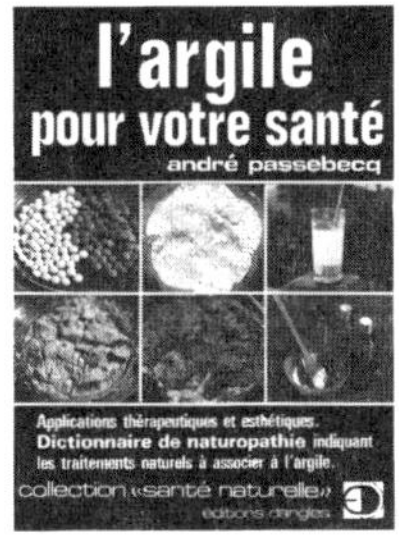

Applications thérapeutiques et esthétiques. Dictionnaire de naturopathie indiquant les traitements naturels à associer à l'argile.

Format 13,5 × 18 ; 136 pages ; illustré (photos) ; 38e mille.

Les vertus thérapeutiques de l'argile (tant en usage externe qu'interne) ne sont plus aujourd'hui à mettre en doute. Mais, vantée ou contestée, utilisée parfois sans connaissances suffisantes, il devenait nécessaire de faire enfin le point actualisé sur son intérêt et ses applications en hygiène et médecine naturelles, ainsi que dans le domaine de l'esthétique.

L'auteur, praticien de la naturopathie dont la renommée n'est plus à faire, a condensé dans ce guide la pratique de 30 années d'expériences concluantes en ce domaine. Il dénonce certaines assertions relatives à de prétendues propriétés « miraculeuses » de l'argile, mais met en relief son intérêt incontestable dans nombre de troubles organiques.

En véritable praticien (et enseignant), il ne s'est pas borné à la simple description (par ailleurs très complète) des applications elles-mêmes. Dans un large esprit de synthèse, il a rappelé, pour près de **140 affections** parmi les plus courantes (classées alphabétiquement), les causes de base, les mesures d'hygiène alimentaire à adopter, les contre-indications éventuelles et surtout **l'ensemble des traitements naturels complémentaires à associer à l'argile pour une parfaite efficacité** : magnésiothérapie, aromathérapie, hydrothérapie, etc...

Ainsi construit, ce livre se présente sous la forme d'un véritable DICTIONNAIRE DE NATUROPATHIE, pratique, clair et précis, vous permettant de résoudre très rapidement nombre de vos problèmes de santé.

Gardez-le en permanence à votre portée ; il deviendra votre VADE MECUM de naturopathie.

Dans la même collection :

A. et J. PASSEBECQ

la santé de vos yeux

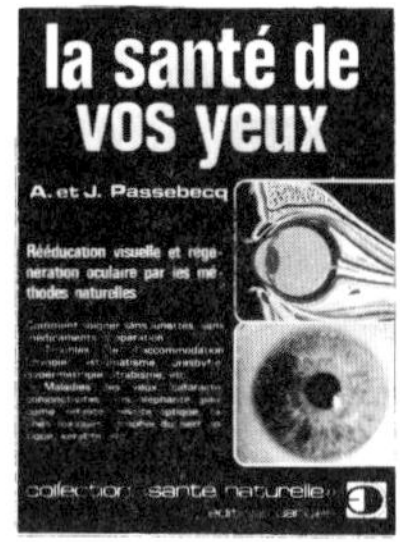

Rééducation visuelle et régénération oculaire par les méthodes naturelles

Format 13,5 × 18 ; 176 pages ; abondamment illustré ; 31ᵉ mille.

Les troubles de la vue et les maladies des yeux sont de plus en plus fréquents et durables malgré l'importance croissante des moyens médicaux et chirurgicaux mis en œuvre. Ce livre s'adresse donc à tous ceux qui connaissent de tels problèmes ou souhaitent les éviter :

— **Troubles de l'accommodation** : astigmatisme, hypermétropie, myopie, presbytie, strabisme, etc.

— **Maladies des yeux** : conjonctivite, blépharite, cataracte, glaucome, iritis, rétinite, névrite optique, kératite, taches toxiques, atrophie du nerf optique, etc.

Les lunettes ne résolvent pas en profondeur le problème des troubles de l'accommodation qu'au contraire elles encouragent, conduisant ainsi à une aggravation progressive par accoutumance. La méthode de gymnastique des yeux ici présentée, dérivée des travaux du docteur Bates (U.S.A.) — dont les auteurs ont été les élèves directs — permet une rééducation oculaire efficace, aux effets profonds et durables.

Les maladies des yeux sont ici traitées par les méthodes naturelles : alimentation, régime hygiéniste, désintoxication, hygiène générale et mentale, gymnastique et exercices oculaires, etc., qui rendront d'immenses services dans la plupart des troubles affectant les organes de la vue, même dans des situations réputées incurables.

Les problèmes des accidents d'urgence (brûlures, coups, corps étrangers...), ceux de la santé des yeux de vos enfants et des personnes âgées sont également abordés d'une manière pratique.

La conception humaniste, large et synthétique de ce guide permet d'affirmer qu'il est actuellement sans équivalent en langue française. Trente années d'expérience y sont synthétisées.